"PSICODHAMMA PSICOTERAPIA BASA EN EL BUDDHADHAMMA".

Conceptual y aplicada

Addhittanna Shakya

(Boris Cardenas Sepulveda

Psicodhamma, conceptual y aplicado

Psicodhamma, conceptual y aplicado

Iustración de la cubierta: Pema Cardenas

Copyright © B. Cardenas, 2023

San José, Barrio México - Tel. 72047255

Reservados todos los derechos. Queda rigurosamente prohibida, sin la autorización escrita de los titulares del "Copyright", bajo las sanciones establecidas en las leyes, la reproducción parcial o total de esta obra por cualquier medio o procedimiento, incluidos la reprografía y el tratamiento informático, así como la distribución de ejemplares mediante alquiler o préstamos públicos.

ISBN. 9798368167725

la edición, enero de 2023

Psicodhamma, conceptual y aplicado

A veces llueve, tan solo acepta que llueve y considera que todo es impermanente.

a veces hay sol,
a veces gozo,
a veces tristeza,
a veces ganancia,
a veces pérdida,
tan solo acepta que hay sol, gozo, tristeza, ganancia y pérdida.
Todo eso es igualmente impermanente.
Para vencer el sufrimiento un paso importante es dejar de huir y aceptarlo: todo fenómeno es insatisfactorio. Tan sencillo como eso.

Psicodhamma, conceptual y aplicado

Contenido

Prefacio 10

Introducción. 12

Capítulo 1: Antecedentes históricos del psicodhamma 18

    1.1 Introducción. 18

    1.2 El buddha y su descubrimiento 20

        1.2.1 Contexto sociocultural del valle del indo en la época 20

        1.2.2 Contexto educativo y familiar de Buddha 21

        1.2.3 El trauma del sufrimiento (los cuatro encuentros) 22

Capítulo 2: Fundamentos teóricos y conceptos básicos
del buddhadhamma 27

    2.1 Introducción. 27

    2.2 Las cuatro nobles verdades. 30

    2.3 El sendero de ocho vías (S.O.V) 31

    2.4 Los sellos de la realidad condicional. 34

    2.5 El kamma (semillas cognitivas) 38

        2.5.1 kamma como conducta y consecuencias 40

    2.6 Los fundamentos de la atención (mindfulness) 43

        2.6.1 Guía de práctica sati bhavana, enfocado en los cuatro
fundamentos) 45

        2.7 El darse cuenta 49

        2.8 El aquí y el ahora 54

        2.9 Samadhi (la unificación de la mente) 56

    2.10 El concepto de Lo disconsciente (las tendencias subyacentes) .. 57

        2.10.1 La tendencia subyacente. 62

    2.11 El concepto de autodesarrollo y prácticas cognitivas conductuales
.... 68

    2.12 Concepto de Psicodhamma 71

2.13 Concepto de hombre 72

2.14 El concepto de sufrimiento 72

    2.14.1 Dukkha duḥkhatā 74

    2.14.2 Viparinama duḥkhatā 74

    2.14.3 Samskāra duḥkhatā 74

2.15 El concepto de realidad 76

    2.15.1 Realidad general 76

    2.15.2 Realidad especifica "transitorio" 76

    2.15.3 Realidad especifica "sin-sí mismo" 77

    2.15.4 Realidad especifica "sufrimiento" 79

2.16 El concepto del cese 80

2.17 El concepto de condicionalidad. 84

2.18 El concepto de conciencia. 85

    2.18.1 Conciencia como darse cuenta: 86

    2.18.2 Conciencia como toma de contacto 88

    2.18.3 Conciencia como discurso 89

Capítulo 3: Técnicas, abordajes, ejemplos y casos 92

    3.1. Introducción 92

    3.2 Técnicas de apaciguamiento de los estados psicoemocionales producto de los pensamientos insanos 97

        3.2.1 "Desplazamiento, repulsión, desestimación, análisis de base" D.R.D.A. 97

        3.2.2 Profundizando en la técnica de apaciguamiento. 101

        3.2.3 Aprendizaje significativo en la reestructuración cognitiva. . 103

        3.2.4 Del trauma a la ansiedad; desde el reforzamiento a la sanidad. A.R.C.M. (técnica). 108

        3.2.5 Trabajando conductas obsesivas. 112

        3.2.6 Ansiedad y reestructuración cognitiva en psicodhamma 115

        3.2.7 Del sufrimiento a la sanidad. 120

3.2.8 La técnica de RADS (Restricción, abandono, desarrollo y siembra) 123

3.3 Casos. 126

    3.3.1 El caso de V 126

    3.3.2 Caso de J 132

    3.3.3 Fobia a las alturas 136

    3.3.4 El caso A 139

    3.3.5 Autosabotaje 143

3.4 Los pasos del psicodhamma 150

    3.4.1 reconocer el problema. 151

    3.4.2 comprender las condiciones 153

    3.4.4 auto examen 157

    3.4.5 Determinación e intención. 158

    3.4.6 Determinación y lenguaje 159

    3.4.7 Determinación y actividad física 160

    3.4.8 Atención consciente y análisis 160

    3.4.9 Comprensión y aceptación de la realidad 163

    3.4.10 Reconocimiento de la propia responsabilidad y retroalimentación. 163

Capítulo 4: Análisis breves sobre aspectos varios. 166

4.1 "Yo, soy rebelde porque el mundo me hizo así". 166

4.2 La identificación como construcción de la estructura de sufrimiento. 169

4.3 ¿Por qué la gente cree en brujería? 173

4.4 Factores de origen en los estados insanos; consecuencias psicoemocionales. 175

4.5 Somos y nos precipitamos a nuestras acciones. 178

4.6 ¿Debería dejar de pensar en mis problemas? 180

4.7 Psicodhamma como observación consciente. 182

    4.8 "El monstruo devorador de odio" 184

    4.9 El sendero de ocho vías. 189

    4.10 La vacuidad y su aplicación psicoterapéutica. 193

5 glosario 196

6 Bibliografía 207

Prefacio

Cuando mi amigo y psicólogo Cognitivo Conductual mexicano, Christopher Rodríguez me invitó a cierto grupo de ayuda psicológica, vimos que el potencial del buddhadhamma era enorme para tratar una inmensa variedad de psicopatologías desde su raíz. Él, en su condición de psicólogo que a su vez realiza una investigación empírica de la propuesta de Buddha, vio que esta tiene una aplicación práctica en el campo de la psicoterapia, aplicación que yace algo escondida en la bruma de ceremoniales, ritos y creencias que no hacen juicio de la perspicacia de Buddha en cuanto al conocimiento de la mente, el sufrimiento y cómo tratarlo.

Decidimos que era necesario extraer esa sabiduría psicológica y ponerla a prueba, en otras palabras, buscar la evidencia de su eficacia. A esta propuesta, Christopher la bautizó como psicodharma, pero vimos que resultaba mejor su versión griega/pali "Psicodhamma" más que nada para evitar confusiones con movimientos nueva era y sus enfoques que en general no gustan de ser sometidos a la evidencia.

Nuestro objetivo es poner a prueba, observar, contrastar y verificar todo aquello que en verdad puede resultar útil para tratar personas que sufren o, en caso contrario, para descartar de plano su aplicación.

El objetivo final es simple, crear una metodología de intervención que tenga las siguientes características.

1. Ser falsable.

2. Con evidencia constatable de eficacia superior al placebo.

3. Con procedimientos de corto a mediano plazo.

4. Que al final del tratamiento el paciente adquiera las habilidades para, en lo futuro, no requerir constantemente del apoyo de un Psicoterapeuta, evitando la dependencia.

Gracias a Christopher y otros colegas que se han unido al desarrollo de esta metodología, esperamos, en poco tiempo, brindar un nuevo enfoque de intervención práctico, sencillo y de resultados constatables.

Introducción.

El budismo incluye un análisis de la psicología humana, las emociones, la cognición, el comportamiento y la motivación junto con las prácticas terapéuticas. Una característica única de la psicología budista es que está incrustada en el sistema ético y filosófico budista mayor, y su terminología psicológica está teñida de connotaciones éticas. (Valenzuela, 2020).

A la sistematización de la enseñanza del buddha, aplicada como intervención psicoterapéutica, nos referimos como psicodhamma.

La diferencia observable entre este psicodhamma y buddhadhamma la cual es la doctrina históricamente reconocida como "la enseñanza de Buddha" está marcada en que en el buddhadhamma una vez aceptado, es estudiado, puesto a prueba y verificado por la misma persona que busca poner fin al sufrimiento, en un sentido de forma de vida permanente, que se asume personal, individual y con un sentido de práctica como quien practica una disciplina deportiva o un arte.

El enfoque del buddhadhamma no resulta idóneo para una persona que busca aplicar profesionalmente en terceros estos conocimientos, como por ejemplo un psicólogo, un psiquiatra u otro profesional, y que pueda a su vez hacerlo sin adaptarlo a un esquema de intervención.

Es así como el enfoque del buddhadhamma no requiere entonces de un psicoterapeuta que guíe, sino tan solo de otros practicantes que cumplen la labor de hermanos mayores que orientan al nuevo caminante en la senda que les resulta común.

El psicodhamma, por otro lado, busca llevar esas enseñanzas prácticas a personas que en realidad no tienen un interés de realizar un camino de reeducación profunda y personal con miras a extinguir la raíz del sufrimiento, sino que buscan aprender a tramitar situaciones concretas de su vida diaria, afectaciones inmediatas como ansiedad, depresión, fobias, celos y otras que les limitan, empobreciendo su calidad de vida.

Indistinto del enfoque, buddhadhamma y psicodhamma tienen elementos que son comunes a ambos, ya que el segundo nace y se nutre del primero; dichos elementos se expondrán a lo largo del texto.

Por otro lado, el psicodhamma siempre contempla la posibilidad de que el sujeto manifieste interés en una práctica personal, profunda y definitiva, por lo que mantiene la puerta abierta a que el paciente derive a la práctica concreta del buddhadhamma, pero sin imponerla, ni pretender convertir al psicodhamma en una forma de proselitismo.

En otro orden de cosas, es un hecho conocido que la psicología occidental desde hace décadas bebe del budismo y de otras corrientes como el estoicismo, Valenzuela, 2020, citando a Virtbauer menciona:

> El contacto del budismo y la psicología europea ha seguido generalmente tres enfoques principales:

La presentación y exploración de partes de las enseñanzas budistas como psicología y método psicológico para analizar y modificar la experiencia humana.

La integración de partes de las enseñanzas budistas en líneas de pensamiento psicológicas o psicoterapéuticas ya existentes (como en la terapia cognitiva basada en la atención plena y en la terapia de aceptación y compromiso).

Es interesante constatar que el buddhadhamma se encuentra de alguna forma presente en casi todas las corrientes de la psicología moderna; conceptos como "inconsciente", "darse cuenta", "reconfiguración cognitiva", "atención plena", "aceptación", "compromiso", todos ellos tienen su símil en el buddhadhamma o directamente han sido tomados de este como veremos en el presente documento. Psicoanálisis, Gestalt, TCC, y otras corrientes, beben a veces intencionalmente de algunos conceptos del budismo o llegan por sus propios medios a ideas equivalentes.

Resulta curioso, que el buddha fuera conocido en su época como un médico de la mente, y que su propuesta no sea otra cosa que un medio practico para poner fin al sufrimiento. Es notorio que el Buddha no sea ampliamente reconocido por la psicología occidental como un psicólogo o un precursor de la psicología, sino como un simple religioso o cuando mucho, un filósofo, pero al mismo tiempo muchas de sus ideas y métodos como, por ejemplo, los de reconfiguración cognitiva contenidos en el Vitakkasanthana Sutta (MN 20), se usen si darle crédito.

Se observa en la conducta anterior un poco de la histórica arrogancia occidental. Que considera que todo conocimiento que no tiene un origen en occidente y su cuna "Grecia", solo es mera curiosidad.

Capítulo 1: Antecedentes históricos del psicodhamma.

1.1 Introducción.

Hace unos 2600 años, en la región de lo que hoy es Nepal, se desarrolló una cultura de pequeños estados monárquicos basados en la división de castas, una ideología propia del brahamanismo, que hoy asociamos muy imprecisamente al hinduismo, el cual no existía como tal en aquella época. En aquellos tiempos y bajo el contexto socio político cultural del valle del indo, nació la persona que más tarde llegaría a ser conocido como Siddhartha Gautama "Buddha".

Gautama es ampliamente conocido como el fundador de una religión que resulta muy curiosa, ya que carece de la idea de un alma o un dios personal creador. Y es que, en realidad, el objetivo de Siddhartha jamás fue crear una religión, si no descubrir las bases del sufrimiento, su causa, su cese y desarrollar un camino para superarlo.

El despierto, que es el significado de su título "Buddha" posiblemente fue uno de los primeros psicólogos del mundo y su método ha mostrado suficiente evidencia de efectividad, al grado de que muchas corrientes psicológicas modernas beben de sus teorías y postulados. Ideas como "aquí y ahora", "darse cuenta", "atención plena", "reestructuración de pensamientos", "condicionamiento", "entrenamiento", "confrontación" y otros, son clásicos dentro de su metodología de las Nobles verdades y son ampliamente difundidas por varias corrientes incluyendo las de tercera generación.

Este capítulo tiene como objetivo ponernos en el contexto de este hecho histórico que es cuna de la construcción moderna a la que llamamos psicodhamma.

1.2 El buddha y su descubrimiento

1.2.1 Contexto sociocultural del valle del indo en la época de Buddha

En el 650 A.E.C., el entramado social era en algunos aspectos muy similar al nuestro, había guerras, gobiernos corruptos, personas ricas que abusaban de los pobres, familias destrozadas y/o disfuncionales, hijos que renegaban de sus padres, abusos, infidelidades y esclavitud entre otras circunstancias. En términos de sufrimiento y padecimientos psicoemocionales, no era tan distinto a hoy en día.

Fue, por lo tanto, en un entorno similar, más no igual al nuestro, en el cual Siddhartha nació. Cuenta la leyenda que su padre era rey de uno de esos pequeños estados-ciudades de la época, y que temiendo que su hijo pudiera verse inclinado a abandonar sus deberes de gobernante, decidió aislarlo del mundo y de todo padecimiento. No sabemos cuánto de cierto hay en este relato, pero resulta curiosa la relevancia que tiene en el desarrollo de la teoría psicoterapéutica basada en el buddha dhamma.

1.2.2 Contexto educativo y familiar de Buddha.

De acuerdo con los relatos, el joven Gautama era de casta Chatria, dentro del imaginario de la religión dominante de la época, el dios Brahma había creado a los humanos a partir de sí mismo, así la casta más alta -los Brahmanes - habían surgido de su cabeza, estos, aunque tenían la posición más elevada no ejercían como gobernantes, pero sí eran consultados, obedecidos y tenidos en alta estima por todos, incluyendo a los reyes.

En el segundo orden estaban la casta de los guerreros y gobernantes; los chatrias. El padre de Siddhartha, según los relatos, era un rey, sin embargo, los estados en aquellos tiempos no eran tan grandes como los nuestros, posiblemente fuera un reino similar a las ciudades-estados griegas.

En aquellos años la gente solía creer en astrólogos, adivinos, agoreros y profetas. El padre de Siddhartha no era distinto a los demás y pidió consejo a los sabios sobre su hijo, lo que le revelaron fue devastador: "El niño podía ser o un futuro rey universal o abandonarlo todo para seguir una vida espiritual".

Esto último dependía de si el niño llegaba o no a conocer el sufrimiento.

Lo anterior puede ser solo una leyenda o un mito etiológico, a pesar de tal posibilidad, hay un asunto fundamental aquí que debe ser considerado, ya que forma parte de la estructura básica de la teoría que más tarde propondrá el buddha y que hoy es eje central en la teoría del psicodhamma. El hecho es que, dado su condición social, el niño es educado, rodeado de lujos, ajeno a todo sufrimiento, todas sus necesidades son satisfechas de inmediato, crece rodeado de gente sana, hermosa y joven. El rey trata de protegerlo del sufrimiento con sus cuidados, pero ha logrado lo contrario; hacerlo más sensible a su impacto.

1.2.3 El trauma del sufrimiento (los cuatro encuentros)

Nos detendremos en este apartado a fin de que puedan imaginar la situación que expondremos: piensen que son niños que han crecido con todo, jamás han visto a nadie llorar, sufrir, envejecer, morir, enfermar - parece irreal y es posible que lo sea - pero concentrémonos en lo simbólico del asunto, una persona así no ha sido insensibilizada por la sobre exposición al sufrimiento y cuando se enfrente a este, el efecto será traumático y es exactamente lo que ocurrió en la leyenda.

Siendo Siddhartha un joven desea conocer ese mundo que le han ocultado, pues a pesar de todos los lujos y placeres con los que ha crecido, no está satisfecho, este asunto será relevante más adelante para la teoría.

Un día logra salir del palacio y tiene una experiencia que cambiará el rumbo de su vida: Primero ve un hombre enfermo y postrado, al preguntar por su condición se entera de que la enfermedad es una realidad que en algún momento afecta a todos y es dolorosa. Más adelante observa un anciano decrépito, el efecto de esta visión es tal que experimenta inmenso sufrimiento ante la idea de que todos serán así, incluyéndolo. Y por último se ve enfrentado a un cadáver, y con ello comprende que el destino de todos es enfermar, envejecer y morir; esta comprensión resulta en un evento traumático severo que cambia para siempre su visión del mundo.

1.2.4 La búsqueda

Es a partir de su experiencia traumática, que Siddhartha inicia una búsqueda por comprender el sufrimiento, sobre todo el psicoemocional; el sufrimiento de la mente, sus causas y se enfoca en encontrar una forma de ponerle fin. Más adelante formula sus cuatro nobles verdades, la primera de ellas "la verdad del sufrimiento" lleva implícita la "visión correcta" que no es otra cosa que la capacidad del sujeto de comprender que hay sufrimiento, que lo experimenta y no le resulta ajeno. Sin esta capacidad de entender "hay sufrimiento" el individuo será incapaz de hacer algo al respecto.

Regresando con Siddhartha, esté llega a la conclusión de que antes del evento traumático no tenía este entendimiento y aun así no era menos cierto que igual experimentaba el sufrimiento en su forma más sutil: falta de satisfacción a pesar de su vida de lujos.

Descubre Siddhartha que además del sufrimiento en la forma de enfermedad, vejez, muerte. También lo hay cuando se busca obtener algo y no resulta posible, cuando se busca impedir algo y no es posible, cuando se pierde algo que se ama, en síntesis;

cada vez que uno tiene un apego por cualquier objeto de naturaleza inestable. Esta realidad del sufrimiento resulta inherente a la existencia, pero que no es percibida de la misma forma por todos los sujetos. Esto último, dependerá del grado de identificación del sujeto con el objeto y con "objeto" se quiere decir, no solo cosas físicas, sino también objetos imaginarios como pensamientos, ideas, expectativas, además de otros sujetos.

Junto con el descubrimiento inicial del sufrimiento, pronto llega el de "sus causas", Siddhartha expresa estas causas en un concepto que se traduce genéricamente como deseo o apego. Es necesario aclarar que cuando se habla de deseo se refiere a un anhelo, a una inclinación obsesiva y a veces compulsiva hacia los objetos susceptibles de ser insatisfactorios.

De igual forma, cuando se habla de apego se refiere a la identificación que se experimenta con esos objetos de deseo, identificación que nos hace aferrarnos a ellos. Lo anterior sucede porque soltarlos amenaza de alguna forma a nuestra construcción imaginaria de identidad que hemos levantado en torno a ese objeto, por ejemplo: "yo soy rico", "yo soy médico", "yo soy famoso", "yo soy bello", y otros. Cualquier amenaza a esa identidad conlleva reacciones de sufrimiento que pueden ser expresadas con tristeza, miedo, ira, entre otras. La conclusión lógica es que, eliminando ese deseo compulsivo, y ese apego ignorante, el sufrimiento ha de disminuir y tener fin.

Para retirar el deseo compulsivo y apego ignorante, el buddha desarrolla una metodología concreta, dividida en ocho pasos que son mutuamente condicionantes y relacionados. Que, en su conjunto, modifican la forma en que pensamos y como consecuencia la forma en que actuamos y nos sentimos.

Esta metodología es inherentemente cognitiva en tanto que parte de la comprensión (Samma Ditthi), es la base para la modificación de patrones de pensamientos, y es conductual en tanto que su fin es modificar la conducta que causa sufrimiento a fin de lograr el estado de ausencia de sufrimiento.

Capítulo 2: Fundamentos teóricos y conceptos básicos del buddhadhamma

2.1 Introducción.

Las personas, en general, de una u otra forma y con alguna intensidad, a lo largo de sus vidas experimentan sufrimiento. Este sufrimiento cuando es leve nos puede impulsar a buscar respuestas, pero cuando es intenso, puede inmovilizarnos, postrarnos, llevarnos a perder completa relación con la realidad o incluso conducirnos a la muerte.

Cuando los individuos son conscientes de su sufrimiento, suelen buscar ayuda, la mayoría de las veces en la figura de un amigo, un consejero escolar, un pastor o sacerdote y en otras más afortunadas, en un médico psiquiatra o un psicólogo.

El psicodhamma es una propuesta psicoterapéutica que parte de la experiencia y sistematización realizada por Siddhartha Gautama el Buddha 650 AEC, acerca de su experiencia de sufrimiento y sus descubrimientos sobre las causas y cese, igualmente del sendero que esté propone para conseguir la sanidad.

Contrario a lo que se puede creer, el enfoque de que la enseñanza de buddha; "El dhamma" es una psicología aplicable, y considerarla como tal no es una idea nueva, hay varias tesis de pregrado, grado y postgrado que han ahondado en este asunto, algunos ejemplos son: "La psicología budista: aproximaciones teóricas y terapéuticas" de Sáez del Pino, Marcela Gioconda, de la Universidad de Chile. "Bienestar Psicológico y Budismo: Experiencias y significados en practicantes de budismo en el Perú", Roca Rey, A. E., & Galindo Rivera, C. F. (2017), Universidad Peruana de Ciencias Aplicadas (UPC) "Representaciones sociales de la meditación budista en practicantes de lima metropolitana", García Ugaz, Beatriz (2019) de la Universidad de Lima, "Percepciones, creencias y comprensiones sobre los procesos de la muerte, el morir y el duelo en estudiantes de la facultad de psicología de la pontificia universidad javeriana: un aporte desde la psicología budista", Aguirre Martínez, M. Camilo Pontón, J. David Roa De La Torre, J. Rojas Moncriff, (2010), universidad de Pontificia Universidad Javeriana, facultad de Psicología y otras.

El mindfulness, tan actual hoy en día a través de las terapias de tercera generación, es de origen budista, siendo uno de sus métodos, bases de desarrollo y práctica, cuyo fin es cultivar la mente.

El motivo por el cual las personas sufrientes podrían acudir al psicodhamma es para encontrar una forma de gestionar y superar ese sufrimiento, asimismo para alcanzar algún grado de bienestar y desarrollo, una plenitud existencial. Si el psicodhamma ha de ser útil para estos, tendrá que ser un método, una técnica e incluso un arte de como arrancarse la flecha del sufrimiento rápidamente y sin que queden secuelas. En vez de un cúmulo interminable de sesiones que se extienden por largos meses e incluso años y que llevan al uno a "morir", metafóricamente hablando, desangrado, con la flecha aún clavada.

El objetivo del psicodhamma no es otro que poner fin al sufrimiento, usar la teoría del Buddha para desarrollar métodos psicoterapéuticos concretos, aplicables a condiciones concretas y basado en la evidencia, en un contexto de intervención de corto a mediano plazo, donde el objetivo es que el paciente en un tiempo máximo prudente deje de depender del Psicoterapeuta y se convierta en autogestionador. El objetivo entonces es no crear una dependencia paciente/psicoterapeuta.

El presente Capítulo expone y profundiza en algunos conceptos y fundamentos teóricos del psicodhamma.

2.2 Las cuatro nobles verdades.

Cuando Siddhartha era joven tuvo una Experiencia Traumática Severa al conocer el sufrimiento de golpe. El impacto de esto no es fácil de comprender para nosotros que nacimos y convivimos con el sufrimiento desde pequeños, pero en su caso fue algo muy distinto.

Debido a la experiencia Siddhartha percibió desazón y profunda tristeza, esto llevó a Siddhartha a tomar la decisión de descubrir el secreto del sufrimiento y de esta forma marcó su periplo hacia su propio despertar, tras seis años de investigación constante logro formular una teoría del sufrimiento y de la forma de curarlo, nos referimos a las Cuatro nobles verdades que se expresan de forma muy similar a como lo haría un médico, primero se expresa un diagnóstico, su causa y un tratamiento que es el llamado Sendero de ocho vías.

1) Hay sufrimiento
2) Tiene causa
3) Tiene cese

4) Hay un sendero al cese

2.3 El sendero de ocho vías (S.O.V)

Es la propuesta metodológica, en otras palabras, el tratamiento que seguido de forma adecuada pone fin al sufrimiento.

En psicodhamma hay dos instancias con relación al sufrimiento y su tratamiento, una es la instancia profunda que apunta a la raíz de cualquier fenómeno que podemos llamar insatisfactoriedad y qué tratada implica la erradicación total.

En psicodhamma se considera que hay cura, pero no todos pueden alcanzar esta cura profunda por diversos motivos, entonces existe una segunda instancia que se refiere a tratar las patologías manifiestas en su contexto inmediato a fin de mejorar la calidad de vida del individuo hasta lograr un equilibrio psicoemocional que le permite una vida funcional y la posibilidad de realizar la práctica profunda más adelante.

El S.O.V tiende a la primera instancia y por lo mismo es útil igualmente a la segunda. El S.O.V. consiste en una serie de pasos no lineales e interdependientes de entrenamiento a nivel cognitivo y conductual, esto es, entrenamiento de la mente (atención plena, capacidad de análisis), entrenamiento conductual (ético/práctico).

El objetivo es doble, por un lado, establecer una forma de conducta que implica ahorro energético (entendido energético como capacidad de trabajo) en este caso a nivel mental; a un menor estrés por causa de conductas torpes se dispone de una mejor disposición de energía ante eventualidades donde realmente resultara útil.

Vivir constantemente en estrés puede conducir a varias patologías como la depresión. Entonces el uso hábil de nuestra conducta puede evitarnos mucho estrés innecesario.

El otro objetivo es cognitivo, consiste en aprender a evaluar las conductas, sus resultados, sus causas y verificar si estas son o no útiles, son o no verdaderas en cuanto a sus fundamentos, como cuando usted supone que, si va a tal fiesta, vestido de tal forma, se van a burlar algo que en realidad no sabe. Pero al creerlo le afecta tanto en su conducta cómo sus emociones.

Cuando por medio del entrenamiento de la mente, reestructuramos la forma de pensar; hablar y actuar entran en conjunción, sumado a la atención plena, ocurre un fenómeno llamado samadhi "unificación de la mente", que supone un "fin a la disonancia cognitiva", esto conduce a que nuestro ser y conductas, tanto mentales como físicas, se vean unificadas y resulten apropiadas a cada circunstancia, generando un uso adecuado de la energía y un estado de bienestar.

En concreto, el S.O.V, consiste en lo siguiente:

> 1) **Visión correcta:** conocimiento en referencia a la insatisfacción, origen, cese y camino que lleva al fin de esta.
> 2) **Recta intención:** decisión de renunciar, liberarse de la mala voluntad, no hacer daño.
> 3) **Recta forma de hablar:** Abstenerse de mentir, de usar formas divisivas de lenguaje; que causan enemistades, de formas insultantes, charla banal o irrelevante.
> 4) **Recta acción:** abstenerse de quitar vidas de forma intencional, abstenerse de tomar lo que no nos ha sido dado, uso deshonesto de la sexualidad.

5) Recto modo de vida: abandonado un modo de vida y sustento deshonesto.

6) Recto esfuerzo: Restricción, abandono, desarrollo y siembra. (RADS).

7) Recta atención: centrada en el cuerpo/mente de sí mismo, fervoroso, consciente y atento, apartando la codicia, en otras palabras, atento y consciente de lo que se piensa, dice y hace.

8) Recta unificación: lo que se piensa va en concordancia con la realidad, lo que se habla y lo que se hace físicamente es el resultado de la unificación de los tres aspectos.

2.4 Los sellos de la realidad condicional.

Hemos dicho que la insatisfacción existe, que es una realidad a la que nos enfrentamos todos. Presente para todos los seres sintientes, aun cuando algunos no se den cuenta o pueda existir un ser que finalmente lo haya trascendido.

Para quien es incapaz de ver esta realidad en cualquier forma, el psicodhamma tiene poco que ofrecer, es esencial la capacidad de "ver" que hay sufrimiento.

Adquirida la capacidad de darnos cuenta de la existencia del sufrimiento; en cualquiera de sus manifestaciones, debemos aprender a diferenciar la insatisfactoriedad como condición inherente a las manifestaciones susceptibles de ser experimentadas y otra aquel que lo experimenta. "Una cosa es que todo fenómeno es insatisfactorio y otra que alguien experimente la insatisfactoriedad". (Shakya, 2021)

El uso del término insatisfactorio/insatisfacción en vez de sufrimiento a secas, nos permite ver matices que nos evidencian que, aun cuando uno "no sufra", de todas formas, hay un estado insatisfactorio. La palabra pali dukkha es mucho más profunda que solo traducirla como sufrimiento, es más correcto hablar de insatisfacción.

Hay tres características denominadas sellos que describen a la realidad condicional, cualidades que poseen absolutamente todos los objetos. Son condicionados, por lo tanto, solo existen mientras existan las condiciones que les dan forma; si son condicionados y solo existen mientras duren las condiciones, entonces son transitorios (este es el primer sello, transitoriedad). Son transitorios, carecen de identidad fija y no pueden ser plenamente satisfactorios por esta misma causa, el segundo sello es "No hay si-mismo" dicho de otra forma, toda manifestación es contextual a las condiciones y jamás es en sí mismo. Al ser transitorios y carentes de una esencia implícita, son como resultado, son insatisfactorios por naturaleza y eso es exactamente lo que significa la palabra dukkha.

En otro orden de cosas, una cosa es que un fenómeno sea insatisfactorio y otra diferente es que el sujeto se sienta insatisfecho. Para que el individuo se sienta insatisfecho tiene que ocurrir una relación, esa relación se conoce como identificación o en su efecto apego (upaddhana) y no debemos confundir este concepto con la idea de apego en la crianza, son distintos. Para evitar confusiones hablaremos de "apego inhábil" o sencillamente upaddhana; un término pali que se refiere a un apego que consume.

Este apego inhábil nace de la identidad "yo" y se extiende hacia el objeto en donde el sujeto se proyecta buscando que ese fenómeno "condicionado", "transitorio", "insatisfactorio", sea distinto de lo que es su naturaleza. En otras palabras, que el objeto "incondicionado", "permanente", "sí-mismo" le pertenezca o lo contrario, le sea posible evitarle si es displacentero y, por lo tanto, resulte satisfactoria la relación.

Este esté upaddhana resulta irracional, por cuanto es imposible. Si el individuo lo mantiene y alimenta, entonces además de ser insatisfactorio, deviene en la experiencia de la insatisfacción y dependiendo de la intensidad puede traducirse en acciones compulsivas, ansiedad, miedos, fobias, depresión, pensamientos suicidas y otras; he aquí el sufrimiento.

Resumiendo: cualquier suceso u objeto, pasado, presente o futuro, cercano o lejano, que podamos imaginar, solo existe en virtud de las condiciones, por lo tanto, es transitorio, consecuentemente carece de una identidad estable, luego es insatisfactorio, aferrarse a él pretendiendo que sea distinto a su naturaleza causara insatisfacción y dependiendo de la intensidad de la experiencia padecimientos psicoemocionales más o menos inmovilizantes; la cura consiste en remover ese upaddhana.

2.5 El kamma (semillas cognitivas)

El kamma se refiere a un tipo muy particular de acciones mentales que implican cognición y volición, no siendo meras reacciones instintivas a estímulos, sino que tienen un componente cognitivo y que a su vez funcionan como semillas que son plantadas en la propia mente, que con el tiempo maduran, dando como resultado, conductas que pueden ser placenteras, displacenteras, mixtas o, por el contrario, ni placenteras ni displacenteras.

El concepto literalmente significa "acción", a fin de comprenderlo mejor usaremos algunos símiles y ejemplos, ya que en general es un concepto que puede resultar un tanto oscuro.

Cuando un sujeto, por cualquier estímulo exterior o interior, elabora un discurso, por ejemplo "soy una persona que no agrado a nadie" entonces, a partir de allí, este pensamiento actuará como una semilla que se traducirá en otros discursos anexos que irán surgiendo a partir del primero de forma similar a brotes como en una planta, de allí el uso del concepto de semillas, cultivo y frutos asociado al concepto de kamma.

Cuando el sujeto se enfrente a una situación donde el pensamiento central se vea confrontado, por ejemplo, conocer gente nueva, se manifestarán los brotes de esta semilla; en forma de pensamientos causantes de ansiedad, la cual, si no es confrontada, conduce a una acción evasiva, produciendo un refuerzo que resulta en más brotes de la semilla.

Al proceso que inicia desde que se siembra la semilla cognitiva, hasta que se traduce en la conducta reafirmante, se llama kamma. Al proceso donde la conducta reafirmante se traduce en un mantenimiento de la conducta irracional causante de sufrimiento se le llama vipaka. Resulta evidente que el vipaka en general se convierte en nueva semilla cognitiva perpetuando en ciclo kamma/vipaka.

¿Cómo y donde es posible romper este ciclo?, cuando uno identifica una conducta irracional que produce estados emocionales displacenteros puede intervenir en ella en los puntos de origen susceptibles de cambio. A modo de ejemplo, uno no puede alterar el evento traumático que da origen al pensamiento irracional primario, pero puede alterar dicho pensamiento y al igual que en el juego de dominó, donde se deja caer una pieza y las demás le siguen. Si uno extrae una pieza clave, el movimiento acaba, así mismo si uno extrae el pensamiento irracional y se reemplaza por uno racional, el proceso del kamma oscuro es detenido y se rompe la secuencia.

2.5.1 kamma como conducta y consecuencias

Hay quien dice que todo lo que nos pasa es nuestra culpa, por causa del kamma, se llega al extremo de asegurar que, una niña violada de alguna forma lo es por su culpa debido a acciones del pasado.

Hay quién dice que esto no es así, qué solo algunas cosas son consecuencias de nuestras acciones y otras son completamente fortuitas. ¿Quién tiene razón y quien no?

Para entender correctamente este asunto debemos aclarar el concepto de conducta y el concepto de kamma una vez más.

Kamma es un acto que es realizado con un componente cognitivo de base. Hay, pues, una inclinación e impulso desde un punto a otro sumado al movimiento finalmente ejecutado (esto opera tanto en pensamientos, palabras y las acciones físicas). Esté conjunto de elementos relacionados constituyen la conducta. Por consiguiente, para todos los efectos del presente texto, conducta y kamma son lo mismo.

2.5.1.1 ¿De qué forma nuestra conducta es causa directa de lo que nos pasa?

Tomemos el caso de un joven qué siente pánico de hablar en grupo y por consiguiente está a punto de reprobar la universidad, ya que le resulta imposible hacer presentaciones y exposiciones.

Dijimos que el kamma es conducta, por consiguiente, la conducta de este joven le está ocasionando problemas inmediatos de todo orden y que solo puede resolver modificando la conducta.

A este tipo de conducta le llamaremos conducta con resultado directamente dependiente.

2.5.1.2 ¿De qué forma nuestra conducta no causa directamente dependiente lo que nos pasa?

Imaginémonos que usted es un niño de escuela, sale de la escuela y por error unos sicarios que buscan vengarse de un ex miembro de la pandilla lo matan a usted creyendo que es el hijo de ese ex pandillero.

Las personas que sostienen que todo lo que nos sucede es causa de nuestro kamma en un sentido directo dependiente, dirán que "algo hizo el niño en algún momento del pasado que le trae esto como consecuencia" Por supuesto, a la luz de nuestro entendimiento esta conclusión es absurda y no se sostiene en evidencia alguna.

La única conducta que podemos observar es que el niño salió de la escuela, y le dispararon por error.

Cuando se pretende responsabilizar al niño por lo que le ha ocurrido se está confundiendo correlación con causalidad. Y en este caso con culpabilidad, lo cual implica una perversión del concepto.

Entonces, todo lo que ocurre tiene una causa, pero no siempre es nuestra responsabilidad. No obstante, lo que hagamos con ello a partir de allí es enteramente nuestra responsabilidad.

2.6 Los fundamentos de la atención (mindfulness)

En el mundo de las terapias de tercera generación se usa una técnica a la que se conoce como mindfulness, ¿Cuál es la relación del cultivo de la atención plena de psicodhamma y mindfulness?

La palabra mindfulness literalmente significa atención plena, exactamente lo mismo que el pali "sati bhavana" (cultivo de la atención plena), y muchas escuelas budistas han actualizado el uso de "sati bhavana" por "mindfulness". Básicamente, se refiere al ejercicio de sentarse, cerrar los ojos y poner la mente en atención a la respiración. Hasta aquí todo bien.

A pesar de lo dicho anteriormente lo que hoy conocemos como mindfulness, aun cuando usa el mismo nombre en inglés para decir "atención plena" la verdad es que mindfulness es un movimiento que toma el sati bhavana (atención plena) y lo descontextualiza de sila (la conducta ética), resultando en forma descafeinada de obtener los beneficios del cultivo de la atención que pueden traducirse en éxito comercial, aumento de productividad y otros de corte centrados en un yo, que muchas veces se convierte en fuente de padecimientos. Algo que por supuesto buscamos evitar.

¿Cómo es la aplicación correcta de sati bhavana? La atención plena propia es cuando desarrolla la atención conforme a la atención en la respiración, por ejemplo, y esta se complemente con la intención, palabra, acción, esfuerzo, medio de vida correctos. Y esto en última instancia es la verdadera atención plena con sus soportes, soportes que se convierten en potenciadores de la salud mental y la tranquilidad del sujeto.

La práctica adecuada requiere conocimiento de los llamados cuatro fundamentos de la atención, cada uno tiene una aplicación terapéutica específica y en conjunto, los cuatro, abarcan la totalidad del individuo.

Primer fundamento: Contemplando el cuerpo como cuerpo.
Segundo fundamento: Contemplando las sensaciones como sensaciones.
Tercer fundamento: Contemplando la mente como mente.

Cuarto fundamento: contemplando los objetos mentales como objetos mentales.

2.6.1 Guía de práctica sati bhavana, enfocado en los cuatro fundamentos)

2.6.1.1 Contemplación del cuerpo.

En un lugar tranquilo y cómodo donde no nos veamos distraídos, nos sentamos cruzando las piernas o en caso de padecer de alguna condición en una silla. Ponemos el cuerpo erguido, la columna recta dentro de las posibilidades y establecemos la atención consciente en el aire frente a nosotros.
Conscientes y atentos, inhalamos y exhalamos. Cuando hacemos una inhalación larga entendemos: "mi inhalación es larga"; si exhalamos largo, entendemos: "mi exhalación es larga". Lo mismo si la inhalación y exhalación son cortas, en otras palabras, observamos atentos y comprendemos, pero no forzamos.
Logrado lo anterior iniciamos un proceso de entrenamiento de esta forma:

    a. Voy a inhalar experimentando el cuerpo entero

b. Voy a exhalar experimentando el cuerpo entero

Consiste en observar la sensación del cuerpo

a. Voy a inhalar calmando las formaciones corporales

b. Voy a exhalar calmando las formaciones corporales

Consiste en ir realizando un recorrido por las distintas partes del cuerpo y relajándolas.

El entrenamiento sobre la base de la contemplación del cuerpo continua con los siguientes puntos de análisis.

a. El cuerpo como cuerpo internamente

b. El cuerpo como cuerpo externamente

c. La naturaleza del surgimiento en el cuerpo

d. la naturaleza del cese en el cuerpo.

Se refiere al análisis del cuerpo en su sentir interno, externo y en el surgimiento de dichos sentires y sensaciones.

La contemplación del cuerpo a través de las cuatro posturas: Cuando uno camina, entiende: estoy caminando o estoy de pie o estoy sentado o estoy recostado o entiende cualquier otra postura que asume su cuerpo.

Contemplación del cuerpo a través del discernimiento. Uno cultiva el actuar con discernimiento, por ejemplo, cuando camina hacia adelante o retrocede; cuando mira hacia adelante o hacia otro lado; cuando recoge o sus miembros; cuando viste, cuando come, bebe, mastica y saborea; camina, está de pie, se sienta o se acuesta a dormir, cuando se despierta, habla o cuando permanece en silencio. Esto implica estar atento y consciente de sus actos en cada acción que realiza.

2.6.1.2 Contemplación de las sensaciones

> a. Cuando se siente una sensación agradable, entiende así: siento una sensación agradable.
>
> b. Cuando siente una sensación dolorosa, entiende así: siento una sensación dolorosa.
>
> c. Cuando siente una sensación que no es agradable ni dolorosa, entiende así: siento una sensación que no es agradable ni dolorosa.

Se contemplan las sensaciones como sensaciones que pueden ser internas o externas o interna y externa a la vez. Contemplando la naturaleza del surgimiento en las sensaciones, la naturaleza del cese en las sensaciones y siendo consciente de que "he aquí las sensaciones", simplemente se establece en ellas en la medida necesaria para un conocimiento descubierto y la atención consciente. Con independencia, no apegado a ellas.

2.6.1.3 Contemplación de la mente

Se observa y entiende a la afectada, ya sea el odio como mente afectada por el odio y la mente no afectada por el odio como mente no afectada por el odio o por la incomprensión o como mente que está contraída o como mente distraída o que se encuentra exaltada o superada.

El sujeto entiende la mente como estando concentrada o desconcentrada, como liberada o no liberada.

Contemplando la naturaleza del surgimiento o del cese en la mente (de los estados mencionados), siendo consciente de que 'he aquí la mente', simplemente se establece en ella en la medida necesaria para un conocimiento descubierto y la atención consciente. Con independencia, no apegados a sus estados.

2.6.1.4 Contemplación de los objetos mentales.

Contemplando los objetos mentales como tales en términos de los cinco obstáculos, que son:

Deseo sensorial: hay un deseo sensorial o no hay deseo sensorial, entendiendo así: el deseo sensorial surge así, el deseo sensorial cesa así. Lo mismo es válido para los otros cinco obstáculos: "Indolencia y letargo", "preocupación y remordimiento" y duda.

La duda se entiende así: hay o no hay duda en mí. Entiende cómo llega a ser el surgimiento de la duda no surgida, y cómo llega a ser el abandono de la duda.

2.7 El darse cuenta

El darse cuenta en buddhadhamma es ese instante en que uno alcanza un entendimiento sobre algo que hasta ese momento era ignorado, algo que estaba enviado, oculto o simplemente ignorábamos, resulta relevante este darse cuenta por qué su ausencia en forma de ignorancia, de falta de esclarecimiento o un estado nebuloso de la capacidad de comprensión condiciona el sufrimiento, el darse cuenta entonces es algo que posibilita el abandono de las conductas erradas, de los pensamientos irracionales y modifica el cómo nos sentimos, en los textos hay muchas narraciones sobre casos de darse cuenta, una clásica es la de Kisa Gotami, una mujer que sufría la muerte de su hijo en un duelo que resultaba patológico y de la cual Cárdenas, 2017 comparte un resumen breve.

Kisa Gotami (la aceptación de la muerte)

En tiempos de Buddha vivió una joven de nombre Kisa Gotami, hija de una familia pobre, su marido la miraba con desdén debido a la escasa dote que aportó Con el tiempo tuvo un hijo que le trajo nuevas alegrías. Lamentablemente, el niño se enfermó siendo aún muy pequeño y Kisa vio con desesperación cómo se le escapaba la vida. El niño murió a pesar de todos sus esfuerzos.

Fue tanto su dolor que se negaba a creer que había muerto, aferrada al cuerpo del bebé, no dejaba que nadie se lo quitara. Así recorrió la aldea rogando a la gente que le diera una medicina para curarlo.

Algunos se burlaban de ella, mientras que otros se asombraban o se quedaban perplejos. No faltó quien trató de razonar con ella y le ofreció su amabilidad, buscando consolarla. Procuraron hacer que aceptara la muerte de su hijo, pero no hubo. Lo único que quería era una medicina que mejorara a su hijo.

Alguien le sugirió que fuera a ver al Buddha, quien fama de estar dotado de toda clase de sabiduría y posiblemente podría ayudarle. Con nuevas esperanzas, Kisa fue a buscarlo.

Sucia y llorosa, al fin, se encontró ante su presencia y le suplicó que le diera una medicina para su hijo. El Buddha la miró con compasión a ella y al difunto hijo que traía en sus brazos. – Sí –, le dijo, - puedo ayudarte, pero necesito que me traigas una semilla de mostaza -.

Fascinada, Kisa Gotami estaba a punto de correr a buscarla. En todas partes había semillas de mostaza. Pronto tendría la medicina para su hijo. -Solo que hay una condición-, siguió diciendo el Buda. -La semilla debe venir de un hogar donde nadie haya muerto-. Sin pensarlo más, la joven se puso en marcha llena de esperanza.

Llamó en la primera casa y preguntó si le podían regalar una semilla. La mujer que le abrió estaba dispuesta a ayudarle con gusto, entonces Kisa recordó las palabras del Buddha y le preguntó a la señora: -¿Entre las personas que han habitado en esta casa ha muerto alguien ya?- -Apenas el mes pasado murió mi abuelo. Por favor, no traiga a mi memoria tan triste recuerdo.

Kisa Gotami anduvo de casa en casa y en todas partes encontró a personas que querían ayudarla, pero siempre escuchó la misma historia. Aquí una esposa, allá un marido, un hermano o una hermana, una madre o un padre, un hijo o una hija. No había una casa que no estuviera familiarizada con la muerte.

Kisa Gotami se dio cuenta de que a todos nos visita la muerte y que ella no era la única que lamentaba una pérdida. Calmada y sobria, miró a la criatura que traía en los brazos y terminó por aceptar que la vida había abandonado su cuerpo. Lo llevó al terreno de cremación, se despidió de él y regresó a buscar al Buddha y le pidió que la aceptara como discípula. Tiempo después, mientras meditaba en el bosque, Kisa Gotami alcanzó la perfecta liberación que viene con el despertar (Shakya 2022).

Cuando Kisa Gotami se da cuenta de la realidad ineludible de la muerte y de su total incapacidad de cambiar el hecho ocurrido, surge en ella el entendimiento, la comprensión, la aceptación e inicia el proceso de sanación.

Hay un efecto sanador en el acto de darse cuenta, cuando analizamos aquello que nos causa sufrimiento y lo desmadejamos hasta llegar al origen observando esa raíz; nos damos cuenta. Finalmente, entendemos como hemos llegado al malestar, ese solo acto nos cambia y nos pone en el camino a la sanación. Para lograr esto es esencial cultivar la habilidad de la atención plena y esta es la piedra angular de toda terapia en psicodhamma.

2.8 El aquí y el ahora

El tema del aquí y ahora suele ser algo controvertido, la Nueva Era y otros movimientos suelen darle tintes que tocan en lo místico y lo mágico, se leen frases de parte de los coachees similares a esta: "¿Qué es el pasado? ¿Qué es el futuro? Una simple ilusión, una falsedad, que nuestra mente crea y nos trae preocupaciones, frustraciones, problemas, discusiones... Controla tu mente, salté del tiempo (pasado, futuro) y por añadidura podrás empezar a probar eso que se llama libertad, ¡eso que es el vivir el AHORA!" (Becerra, 2020).

Este tipo de posturas pueden darnos una idea equivocada de lo que implica el concepto de "aquí y ahora" en Psicodhamma, hay que tener cuidado con el uso que hacemos del lenguaje, es fácil perderse en elucubraciones sobre la inexistencia del pasado y del futuro alegando que solo hay hoy y si solo hay hoy, hoy es eterno, si es eterno somos inmortales uy un sinfín de ideas surrealistas que no tienen relevancia a lo que aquí trataremos.

El pasado no existe ahora, pero eso que llamamos fue una realidad en su momento, fue el presente anterior y todos nosotros somos el resultado de ese pasado, lo que somos es producto de ese pasado, fue real y nos dio forma, somos sus herederos. De la misma forma esto que hoy somos, pensamos y hacemos es lo que da forma a nuestro futuro.

Comprender esto es muy distinto a vivir apegado al pasado, no tiene sentido apegarse al pasado, el pasado ya no puede ser cambiado, no puede ser modificado, solo puede aprenderse de él para realizar mejores procesos conductuales hoy. También las hay quien, pensando en el futuro, apegados al futuro, obsesionados con el futuro, pero no hacen hoy, lo necesario, lo hábil para que ese futuro esté libre de los padecimientos que hoy cargan.

Esta idea de que solo hay que ocuparse del hoy y el ahora, es muy bonita a simple vista. Hay gente que hace todo tipo de acciones que luego las conducirán al sufrimiento porque solo hay hoy y no importa nada más... todo puede ser distorsionado si no se tiene cuidado. El aquí y ahora del que hablamos en psicodhamma es algo distinto.

El aquí y ahora se refiere a concentrarse en nuestros pensamientos actuales a fin de observar cuando aparece uno irracional y proceder de inmediato a corregirlo, de esta forma, como consecuencia, el resto de nuestra conducta se alinea, lo que nos lleva por un sendero que conduce a un futuro de bienestar emocional.

2.9 Samadhi (la unificación de la mente)

Samadhi literalmente significa "totalidad, un sentido, unificado". Generalmente, se traduce como "concentración correcta" y es el octavo aspecto de la práctica del S.O.V. El fenómeno mental qué sucede cuando se alcanza samadhi es extraordinario, pero no es sobrenatural. En nuestra mente ocurre un proceso que resulta antagónico, por un lado, un entendimiento de lo que debería ser correcto de hacerse y, por otro lado, un impulso que nos lleva a hacer lo contrario. Ese impulso generalmente está asociado a la naturaleza más animal y primitiva, al mecanismo de supervivencia, que por medio del placer sensorial nos condiciona para actuar conforme a las necesidades del organismo para sostener la vida, pero a veces esas acciones resultan causando problemas y afectaciones.

A esta "dualidad enfrentada" la denominamos disonancia. El samadhi es un fenómeno emergente, qué sucede cuando esa disonancia acaba. Dicho de otra forma, todos los aspectos cognitivos se unifican y a partir de ahí, se mueven juntos en una misma dirección, por eso se le conoce como mente unificada/en una misma dirección.

Con la mente unificada como condición ocurre la perspicacia o darse cuenta, con el darse cuenta uno queda posibilitado de conductas hábiles claramente dirigidas, de forma que no llevan a la formación de patologías.

2.10 El concepto de Lo disconsciente (las tendencias subyacentes)

Pensemos en una emoción básica, el asco. Una persona puede tener asco de cierto objeto, por ejemplo, un plato de tripas asadas, pero otra persona lo encuentra un manjar. ¿Cuál es la diferencia? Posiblemente haya un componente biológico asociado, pero el mayor componente es el discurso instaurado en ese cerebro.

Un niño blanco que es educado desde pequeño para temer a los negros, cuando crezca manifestara miedo y rechazo, vera a los negros como potencialmente peligrosos. Más un niño que es educado para considerar a los negros como sus iguales, al crecer no los valora en virtud de su color, sino de sus cualidades humanas y destrezas, tal como lo hace con sus pares blancos. ¿Entonces que hace que uno tenga un tipo de emoción, mientras otro individuo tiene uno distinto ante la misma circunstancia? Es el discurso al que podemos definir como un programa o algoritmo dialéctico, la presencia de ese programa desata la emoción y condiciona su establecimiento.

Lo anterior es ante todo un proceso cognitivo de entrada/salida y es inherentemente mental. Lo emocional resulta condicionado por la conducta en este caso de tipo mental "pensamientos". Una persona que siente asco puede no saber por qué lo siente, y pensar que no carga con un "programa", sino que en verdad es el otro el problema, sucede es que no es consciente del discurso.

No obstante, lo anterior, si el sujeto logra ver el discurso, analizarlo, racionalizar su evidencia, reconocer sus mecanismos. Puede desarraigar al mismo alterando toda su conducta y sus emociones asociadas.

El Canon Pali nos habla sobre ciertas tendencias mentales que se mantienen latentes denominadas anusaya, «sesgo latente», «predisposición», «tendencia subyacente»), que permanecen no consientes (disconcientes). Y constituyen una parte importante de nuestra mente que condiciona la forma en que nos conducimos, por lo tanto, las experiencias que tenemos y como nos sentimos.

A diferencia lo inconsciente de Freud, estos disconcientes pueden ser traídos a lo consiente por medio de la práctica de satipatanna o atención plena enfocada en los fundamentos de la atención, es en esta práctica en que se logran estados profundos de introspección que llevan a sacar a la luz estas tendencias subyacentes disconcientes.

No se requiere de un intérprete externo que descubra el significado oculto de nuestros sueños, lapsus o por medio de asociaciones libres, sino que uno mismo explora lo más profundo de su mente y contempla aquello que está dando inicio al estado de displacer, que generalmente se representa como un discurso asociado a un evento traumático original; discurso que debe ser reescrito.

Es interesante hacer notar que a veces una persona olvida por completo el evento traumático, este es destruido por el cerebro como mecanismo de defensa, por lo tanto, no es que quede reprimido, sino que ya no existe el recuerdo, no hay nada que alguien pueda hacer para recuperarlo y lo más que puede pasar es que el cerebro acabe inventando una reminiscencia si se le obliga a recordar dicho trauma.

Por otro lado, si recordamos el trauma, aun así, podemos seguir teniendo conductas displacenteras, porque no es el trauma en sí, sino el discurso que se construye en torno a este; discurso que persiste aun cuando el trauma haya sido borrado... por eso trabajamos con ese discurso y lo hacemos "ahora", basta con rescribirlo para que todo lo demás cambie. Esta reescritura se logra por medio de la práctica de DRDA + VTCM técnicas que veremos más adelante.

Cuando hablamos de un "disconsciente" debemos recordar que no nos referimos a un algo reprimido, sino a algo que está allí del cual no prestamos suficiente atención, muchas veces porque debido justamente a que está allí siempre presente, al grado que nos hemos acostumbrado a su presencia.

El Abhidhammattha-sangaha, texto de los siglos XI-XII indica: "Las disposiciones latentes son impurezas que se unen al proceso mental al que pertenecen, surgiendo a la superficie como obsesiones cada vez que se encuentran con condiciones adecuadas" (Abhs 7.9).

Un ejemplo concreto que podemos dar él es caso de un niño que es violentado cuando pequeño, puede que él olvide el trauma como una medida de protección o puede que no lo haga, pero a partir de ese trauma se construye un pensamiento que funciona como un disparador, cada vez que el niño en el futuro aun siendo mayor e incluso si olvido el trauma; se aproxima a la posibilidad de experimentar un evento similar al trauma original, experimenta un cuadro de ansiedad, fobia u otras psicopatologías cuyo objetivo no es otro que evitar que el sujeto realice la acción que desde la perspectiva de la tendencia subyacente es peligrosa, entonces actúa como un sistema de evasión, pero que indudablemente causa perjuicios en la vida diaria del paciente.

2.10.1 La tendencia subyacente.

En un discurso, el Buddha menciona que a pesar de que un bebé en su cuna no tiene ninguna noción acerca de sí mismo y, por lo tanto, ningún apego a la identidad, la verdad es que a lo largo de su vida llegara a desarrollar esta noción de identidad y este apego a su identidad. Lo cual parece contradecirse con la idea del surgimiento condicional, porque, ¿si no hay tal noción cómo podría establecer dicho apego?

La respuesta en realidad es sencilla, se debe a un fenómeno llamado "tendencia subyacente", el asunto es que aun cuando el bebé no tiene en ese momento la noción de identidad, lo cierto es que la tendencia para llegar a desarrollarla ya existe, está implícita en su propia conformación. Esa tendencia tiene una raíz en la propia existencia, esto es, debido al hecho de que ha llegado a existir como ser humano, la tendencia a la identificación está implícita, por qué es una condición y propiedad de este "ser humano".

Cuando usted experimenta, esta existencia, desarrolla a causa de las condiciones sociales, biológicas, históricas, familiares y actos personales; creencias, opiniones, conductas y emociones ligadas a lo anterior, por supuesto. Todo lo anterior funciona como semillas que anidan en usted y le condicionan en el futuro justamente a mantener ciertos patrones de pensamiento y conducta, por lo tanto, a sentirse de una u otra forma que puede ser beneficiosa o perjudicial para usted.

Los patrones antes descritos en la mayoría de los casos se convierten en disconsciente, dicho de otra manera, usted no es consciente en el momento presente de su existencia, porque se han vuelto automáticos, pero allí están y hacen que usted haga lo que hace, piense lo que piensa, por lo tanto, sienta lo que siente, no están reprimidos, simplemente nos hemos acostumbrado a ellos al grado que ni les prestamos atención.

Todos estos patrones se conocen como tendencias subyacentes, pero no todas las tendencias subyacentes son de naturaleza puramente psicológica, algunas de ellas son fisiológicas, por ejemplo la tendencia a identificarse a sí mismo tiene una composición fisio psicológica, es fisiológica en tanto que en nuestra estructura cerebral existe el mecanismo evolutivo para que suceda está identificación, pero interviene además un proceso de socialización, producto de la adquisición del lenguaje que finalmente desata está habilidad tan nuestra a la que llamamos "conciencia", qué no es otra cosa que un discurso interno con nosotros mismos, qué produce la identificación de identidad.

Toda tendencia subyacente puede en una u otra medida ser modificada, por ejemplo, cuando usted, sin saber por qué, siente fobia por algún objeto no es realmente peligroso, se debe a que hay una tendencia subyacente que le condiciona, puede ser un pensamiento central anidado y disconsciente, producto de un evento traumático pasado que a causa de ciertas conductas se vio reforzado, generando acciones compulsivas en la actualidad. La conducta puede ser modificada por medio de un cambio en el discurso del pensamiento central.

¿Por qué hago lo que hago, si lo que hago me hace sufrir?
La base más profunda de las acciones (kamma) son las tendencias subyacentes, estas son la causa, uno llega a tener idea de yo o querer determinadas cosas porque hay la

tendencia. De la tendencia como condición se establece un sustrato simbólico en relación con lo contextual (nuestra historia y el ambiente). De lo simbólico surge el sustrato lingüístico semántico. (Toda esta realidad interpretada es un relato). A partir del sustrato lingüístico surgen los pensamientos y pensamos en un dialecto, en una lengua. No es lo mismo pensar en español que en ruso (pero ya veremos eso en otro texto). Finalmente, lo que pensamos moldea nuestras acciones verbales y físicas y por supuesto nuestras emociones.

Los actos expresados como pensamientos, palabras y actos corporales actúan como semillas que anidan en la mente, estableciendo nuevas tendencias subyacentes o reforzando las existentes.

¿Dónde aplicar la terapia para poner fin al estado de insatisfacción?

La acción terapéutica inicia con los pensamientos, ese es el punto inicial. Si uno cambia los pensamientos, cambian las emociones, cambian los actos verbales y físicos. Por lo tanto, se crean nuevas tendencias subyacentes que no encadenaran a más insatisfacción. Por el contrario, si no se cambian los pensamientos, entonces por más que se alteren las acciones físicas ante un eventual suceso de estrés, reaparecen las conductas inadecuadas que generan sufrimiento.

No obstante, no se debe desligar al individuo de su medio ambiente, el sujeto no está aislado y vive en una interrelación con otros sujetos, con un clima, con una historia. A la hora de trabajar el cambio de pensamientos, es necesario considerar la influencia del medio en la formación de estos.

Es posible trabajar las tendencias subyacentes, pero estas existen en un estado no disconsciente, la práctica de "Cultivo de atención en la respiración" ayuda a calmar la mente, lograr penetración en el reconocimiento de las tendencias subyacentes, así como de la realidad transitoria de los fenómenos, lo que ayuda a romper el apego inherente de las tendencias subyacentes, esto en sí mismo altera la forma en que creamos pensamientos.

La terapia debe iniciar por reconocer que pensamientos construimos, desde los que son automáticos, a los pensamientos que resultan evidentes hasta llegar a aquellos centrales y que dan origen a los demás, sobre estos hay que trabajar, ya que de estos se nutren los demás.

Al inicio una buena práctica cuando se ha identificado el pensamiento o creencia central inhábil que genera los conflictos emocionales y conductuales es usar un sistema de reforzamiento hasta que el nuevo pensamiento centrar que estamos construyendo se establezca, por ejemplo, podemos escribir en una pizarra que veremos a diario, unas una alarma que nos lo recuerda o un método de rutina como un rosario que usamos para repetir el nuevo pensamiento central hasta hacerlo nuestro.

Resumiendo: La forma de tratar el problema consiste como en traer a la luz el discurso primario y someterlo a un análisis de base, esto es: analizar si el mismo se sostiene a la luz de la evidencia actual, de los hechos y la realidad. Aun cuando no se recuerde el evento original traumático.

2.11 El concepto de autodesarrollo y prácticas cognitivas conductuales

Según Padmal de Silva, citado por Valenzuela 2020 "las estrategias budistas representan un modelo terapéutico que trata a la persona como su agente de cambio, más que como el receptor de intervenciones impuestas externamente."

De acuerdo con Valenzuela Silva el Buddha considero a cada persona como responsable de su propio desarrollo personal y considera que esto es similar al enfoque humanista de la psicología. El canon pali en efecto sostiene "Haz una isla de ti mismo, se la lámpara y la luz por ti mismo, haz de ti mismo tu refugio: No hay otro refugio" (Canon Pali, DN 2,165) lo que indudablemente apunta a una responsabilidad personal. Y agrega el mismo texto "Por uno mismo el mal es hecho, y es uno mismo quien sufre: por uno mismo el mal no es hecho, y por uno Mismo uno se purifica, nadie puede purificar a otros. (Canon Pali Dhammapada 165).

El objetivo final del buddhadhamma es la autorrealización, el alcanzar un estado de que es definido como Arahant que puede ser entendido como quien ha destruido al enemigo, que no es otro que el entendimiento incorrecto de la realidad y que lleva al sufrimiento, esta idea de alcanzar una realización más allá de solo tratar un padecimiento es propia de la psicología humanista, por ejemplo, Maslow).

La propuesta del buddhadhamma a las estrategias mentales de reestructuración del pensamiento, resultan análogas a las técnicas de terapia cognitiva conductual. Valenzuela 2020 indica que los profesores William Mikulas y Padmal de Silva hicieron una comparación de estos sistemas de modificación cognitivo-conductual. Resulta relevante el texto MN 20, Vitakkasanthana Sutta para conocer estos métodos cognitivos terapéuticos denominado "discurso del apaciguamiento de los pensamientos insanos" probadamente útil para eliminar los pensamientos negativos o intrusivos que considera cinco procedimientos, los cuatro primeros forman parte activa del psicodhamma con el nombre de DRDA (Desplazamiento, repulsión, desviación y análisis de base).

a) Desviar el pensamiento intrusivo, concentrándose en otro contrario e incompatible.

b) Profundizar sobre los peligros y las desventajas del pensamiento intrusivo.

c) Ignorar el pensamiento, considerarlo ajeno a nosotros, realizar una actividad distractora.

d) Reflexionas y analizar las causas del pensamiento a fin de realizar la detención de estas.

e) Realizar un esfuerzo mental contundente.

Otra técnica descrita es el satipatanna, el sutta del mismo nombre describe la práctica de la atención plena, que consiste en el desarrollo de una habilidad de atención consciente y autocontrol, en ella se aconseja estar atento a los pensamientos y sensaciones que surgen, ya sean estos deseados o desagradables, y atenderlos continuamente.

Eventualmente, por medio de la confrontación, la habituación, exposición, intensidad y el desagrado en relación con estos pensamientos le llevará a desaparecer.

Es igualmente importante destacar que los textos describen además procesos de entrenamiento para el surgimiento de emociones hábiles, como los descritos en el meta sutta y el cultivo de las llamas moradas, sublímites o Brahma viharas (amistad, compasión, alegría empática y ecuanimidad).

2.12 Concepto de Psicodhamma

El Psicodhamma es un tratamiento psicológico a corto y mediano plazo que por medio de comprensión sobre lo que pensamos y su modificación consciente, busca cambiar la conducta y los sentimientos perjudiciales. Puede usarse para tratar la ansiedad, las fobias y la depresión asociadas a conductas perniciosas, pero también tiene como objetivo ayudar a las personas a alcanzar un grado de bienestar general y autodesarrollo.

Su enfoque es identificar el sufrimiento, analizar sus causas, observar los pensamientos y conductas que sostienen ese sufrimiento, modificar los patrones de pensamiento por medio del análisis de estos y el entrenamiento de la mente, utilizando para ello procesos de conversación, meditación guiada, contrastación y restricción de conductas inhábiles, modificándolas por otras beneficiosas de formas conscientes.

El psicodhamma es el conjunto de conocimientos y practicas descubiertas y enseñanzas por Buddha sin el componente místico religioso del cual fue investido más tarde, en otras palabras, se limita complemente al tema del sufrimiento y como trascenderlo desde un enfoque de comprensión y entrenamiento de la mente pasando por un cambio de conducta consciente.

2.13 Concepto de hombre

El ser humano es en virtud de su contexto, esto significa que existe en una interacción con otros seres, y con el medio ambiente, además está marcado por un tejido socio histórico, genético y vivencial. Es en parte el resultado de la evolución biológica sin olvidar la influencia cultural. En otras palabras, no es puramente una entidad biomecánica, pero de ninguna forma es una entidad de tipo metafísica que vive una experiencia física; es un todo, y así es como debe ser entendido.

2.14 El concepto de sufrimiento

El sufrimiento es una realidad ineludible, está presente en el ámbito de la experiencia humana y también la de otras especies. Cuando hablamos de sufrimiento, las personas solemos identificar este fenómeno como algo intenso e inmovilizante. En la práctica del psicodhamma tenemos un enfoque que resulta amplio por un lado y delimitado por otro. Una definición clásica de sufrimiento es: Dolor físico o angustia emocional, social o espiritual que lleva a una persona a sentirse triste, asustada, deprimida, ansiosa o sola.

Las personas en estado de sufrimiento en ocasiones se sienten incapaces de hacer frente a los cambios de la vida cotidiana o a aquellos causados por una enfermedad, como el cáncer, cuyos pacientes suelen tener problemas para enfrentar el diagnóstico, los síntomas físicos o el tratamiento.

El sufrimiento es, por lo tanto, un tipo de padecimiento, pena o dolor que experimenta un ser vivo. Corresponde a una sensación que puede ser consciente o no, y que suele observarse como agotamiento e infelicidad y hace referencia a tres dimensiones distintas.

2.14.1 Dukkha duḥkhatā

Hace referencia al sufrimiento y el dolor físico o mental intrínseco en su sentido más ordinario y agudo.

2.14.2 Viparinama duḥkhatā

Tiene que ver con nuestra resistencia al cambio o la pérdida, sean estas, perdidas de objetos, estatus, personas amadas, facultades y posibilidades. A modo de ejemplo, si nos aferramos excesivamente a las experiencias placenteras, esto nos llevará experimentar dukkha debido a la impermanencia de las primeras.

2.14.3 Samskāra duḥkhatā

La más sutil y profunda. Es la insatisfacción inherente a la existencia. En ese momento en que nos preguntamos algo tan inocente como el sentido de la vida, allí está ella. En general, el sufrimiento debido a dolores físicos, sin origen psicológico, por ejemplo, enfermedades dolorosas y otros padecimientos similares, no es tratable por medio del psicodhamma; no puede eliminar el dolor de muelas por el entendimiento de la impermanencia. Resulta imperativo que ante dolencias de este tipo el sujeto acuda con médicos calificados.

A pesar de las consideraciones anteriores, se ha observado que este tipo de sufrimiento físico se ve incrementado cuando nuestro estado mental se resiste, reniega o entra en negación con respecto a la enfermedad y su percepción disminuye ante un estado mental calmo, libre de ansiedad. En este sentido, el psicodhamma es perfecto para complementar los tratamientos. Y en general, gestionar las dificultades cotidianas de la existencia; el sufrimiento del cambio e incluso el crudo sufrimiento de una perdida.

Si entendemos a que nos referimos con el sufrimiento, es fácil comprender que, de una u otra forma, todos los seres humanos en general sufrimos, ya sea que manifestemos un padecimiento intenso e inmovilizante, o simplemente tengamos una experiencia de sutil insatisfacción, que se manifieste en una permanente búsqueda de realización. Por lo tanto, desde el paradigma del psicodhamma todos sufrimos, sin embargo, a fin de sortear el conflicto que puede darse en nuestro entendimiento al usar la palabra "sufrir" para un fenómeno que no es percibido como tal, se usan términos que resultan más adecuados, como "insatisfacción" e "insatisfactorio". Sin perjuicio de que en algunos casos concretos el término sufrimiento sea objetivamente necesario.

2.15 El concepto de realidad

El concepto de realidad es importante, resulta vital para entender el propio sufrimiento y su origen. La existencia es descrita en términos de una realidad general y tres específicas.

2.15.1 Realidad general

Todo fenómeno es condicionado, en otros términos, solo existe bajo causas y condiciones, y esto opera a nivel físico y material, tanto como a nivel de fenómenos mentales. Lo anterior se traduce en que la forma en que nos sentimos está condicionada por otros factores, la forma en que nos conducimos y la forma en que pensamos.

2.15.2 Realidad especifica "transitorio"

Todo fenómeno físico y psicológico es transitorio, un estado de felicidad será transitorio, aferrarse a que no lo sea solo puede causar displacer. Un momento de tristeza será igualmente efímero. Algunos estados mentales y/o emocionales pueden ser más persistentes y requieren de asistencia para ser modificados. Un tratamiento eficaz es el que logra que en un corto periodo de tiempo el estado sea modificado efectiva y visiblemente. Los malos tratamientos tardan a veces años y el paciente "se cura" más por una reversión natural, a causa de la propia transitoriedad que se justifica en cambios en la fenoménica externa al propio paciente.

2.15.3 Realidad especifica "sin-sí mismo"

No existe un si-mismo en un sentido absoluto, esto que nosotros identificamos como un Yo, es un proceso que está en constante desarrollo y cambio, no hay en el modelo del psicodhamma una identidad sólida, el ser humano es en virtud de su contexto, un contexto socio histórico, genético y vivencial.

El ser humano no es puramente una entidad biomecánica, pero de ninguna forma es una entidad espiritual que vive una experiencia física; es un todo, y así es como debe ser entendido. Este concepto, también llamado no-selft, no-yo o anatta resulta fundamental en este modelo psicoterapéutico, como señala el psicólogo Cognitivo conductual y practicante de buddhadhamma, Hernández, O. 2022.

Anatta (se refiere a la idea de que no existe algo interno al sujeto que sea la esencia - incambiable - de él mismo, en términos coloquiales: "esencia", "alma", "verdadero yo".) es un concepto complicado de entender para los seres humanos, ya que va en contra de la tendencia mental innata que busca, desde nuestra infancia, crear un concepto de nosotros mismos por medio de nuestras experiencias, es decir, por medio de lo que vivimos o se nos hace saber; un ejemplo son las ideas de que "yo soy... inteligente y capaz o tonto(a) e incapaz" dependiendo de lo que nuestros cuidadores nos digan o hagan sentir. La intención de crear este yo es evolutiva, ya que si yo sé que tengo un cuerpo y tengo características entonces buscaré defenderlos del medio ambiente peligroso o dañino, sin embargo, esta tendencia infantil deja de ser funcional en la etapa adulta en la que nos percatamos que todos vivimos bajo las mismas reglas y que solo la adecuada interacción con los demás y asimilando las situaciones de la vida podremos estar en paz.

Dentro del contexto terapéutico, la "búsqueda de definir un yo", es una de las tendencias mentales más arraigadas y difíciles de trabajar, pues contradice la lógica, la persona llega afligida no solo por los problemas de la vida sino porque constantemente busca definirse dentro de las situaciones que vive, busca saber si es "bueno, malo, capaz, incapaz, etc." y esta incesante búsqueda es disfuncional, pues la aspiración máxima del ser humano es asumir su existencia (y la de los demás e incluso la existencia de las situaciones) como tal, sin etiquetas, sin una esencia, esa es la única forma en que la mente adquiere un nivel de calma que de otra forma no podría lograr. (Hernández, O. 2022).

2.15.4 Realidad especifica "sufrimiento"

El hecho de que la existencia sea transitoria y carezca de un si-mismo, hace de esta, insatisfactoria, entendido aquí (insatisfactorio) como que no puede ser plena y de forma permanente "satisfactoria", no debe entenderse como que jamás se experimente satisfacción, sino que está no resulta de ninguna forma omnipresente dentro de una posible experiencia perpetua. De allí que la búsqueda desesperada por ser siempre felices solo acaba provocando más sufrimiento.

Existe entonces lo que es insatisfactorio, la existencia, por un lado, y por otro la experiencia de insatisfacción, nótese la distinción que hacemos de esto: Una cosa es, por ejemplo, que envejecer sea insatisfactorio en términos generales y otra que yo experimente insatisfacción por causa de mi envejecimiento.

De lo anterior inicia la primera visión psicoterapéutica, entender cómo es que llego a experimentar la insatisfacción. Sin entrar en detalles, esto último ocurre cuando se establece una conexión, una identificación entre sujeto y fenómeno insatisfactorio, en ese momento en que el sujeto establece esta identificación, ya sea en modo de "esto soy yo", "esto es mío" (en modo de evitar perder u obtener) entonces, debido a la naturaleza insatisfactoria del fenómeno, se llega a experimentar la insatisfacción y dependiendo de la intensidad de la identificación expresada; en aferro. Esta insatisfacción puede ser entendida como sufrimiento hasta llegar al nivel que denominamos previamente como sufrimiento crudo.

2.16 El concepto del cese

Deseamos que todos los fenómenos son condicionados y, por tanto, necesariamente transitorios e invariablemente carecen de cualquier cosa asociada a un si-mismo. Como resultado de lo anterior, los fenómenos son insatisfactorios por naturaleza. Si usted manifiesta una identificación, sujeto/fenómeno, en forma de apego (upaddhana), va a experimentar la insatisfacción. La relación de deseo y apego que establecemos con un fenómeno es lo que convierte la simple insatisfactoriedad natural del fenómeno, en una experiencia de insatisfacción o sufrimiento.

La comprensión de lo anterior nos lleva a una conclusión lógica y natural, una conclusión simple, esta es: "Si eliminó esa relación/identificación, entonces aun cuando el fenómeno sigue siendo insatisfactorio, no tengo por qué experimentar dicha insatisfacción o sufrimiento. "Si eliminó la causa, entonces el sufrimiento acaba", y este es absolutamente el único objetivo que tiene el psicodhamma, eliminar las causas por medio de un proceso cognitivo y de modificación de patrones de conducta y asociación.

> El método general es el desarrollo de un medio de práctica al que conocemos como Sendero de ocho vías (S.O.V). El término sendero es intencional, ya que se refiere a realizar un recorrido, cuyo objetivo es

modificar tres aspectos:

1) La forma en que construimos pensamientos
2) El desarrollo de la atención
3) Un estilo de vida ético o una conducta hábil que para el caso viene a ser lo mismo.

El sendero resulta sencillo de ser explicado, pero no es fácil de ser ejecutado, requiere de esfuerzo y disciplina, lo anterior debido a que nuestra mente no está condicionada para aceptarlo de buenas a primeras y siempre está buscando medios y métodos fáciles; fórmulas "mágicas", ritualismo, ofrendas a seres superiores y otros. Esta psicoterapia no es un camino de tener fe sin evidencia, sino una práctica que lleva a la verificación de aquello que se nos está indicando, por lo tanto, se sustenta en la evidencia.

Con respecto a lo anterior les voy a dar un símil. Imagine que usted está muy enfermo y alguien le dice que cierto médico es el más famoso, el mejor dotado y qué ha curado a miles de personas de la misma enfermedad. Entonces usted tiene distintas posibilidades, la primera de ellas es no creer nada de lo que le están diciendo y, por lo tanto, tampoco lo verifica. La segunda es; lo cree por fe, hasta se consigue una foto del médico, le hace ofrendas y la pone en un altar. La tercera es; considera posible que el médico en efecto tenga el conocimiento para la cura, así que estudia su carrera, investiga sus postulados, conoce los fundamentos, conoce el procedimiento y una vez que ha visto la lógica en ellos, entonces lo consulta y pone en práctica su tratamiento, así, poniéndolo en práctica, lo verifica, si no se cura sabe que es falso, pero si se cura sabe que es verdadero ya no tiene nada que creer al respecto.

En relación con lo anterior, es necesario entender que un procedimiento efectivo para superar la insatisfacción no puede ser un procedimiento que se extienda eternamente en el tiempo, no tiene sentido que usted vaya con un "especialista" y pase allí 4 años de sesiones sin ver resultados, lo lógico que es que un proceso de no más de tres meses usted realmente haya verificado y esté en condiciones de seguir por sí mismo el procedimiento. El psicodhamma es primero una psicoterapia para alcanzar un estado de equilibrio y desde allí una práctica para mantener y potenciar dicho estado de bienestar sin generar en el practicante una dependencia psicoemocional con su psicodhammista.

2.17 El concepto de condicionalidad.

Hemos dicho antes que todo fenómeno es condicionado, lo que implica que para que un fenómeno suceda, se deben dar condiciones, por ejemplo, para obtener fuego se requiere de energía, combustible y comburente. Para tener agua se requiere de dos átomos de hidrógeno y uno de oxígeno. De igual forma, para tener ansiedad debe existir un evento traumático, un temor a que se repita, un deseo de escapar de ese peligro que se traduce en la ansiedad.

Esta misma condicionalidad es la herramienta que usamos para cambiar los patrones de pensamiento y conducta, por tanto, las emociones sentidas. Al cambiar la forma en que la persona ansiosa se relaciona con el objeto de que le produce ansiedad, es posible cambiar su conducta con respeto de este y por consiguiente como se siente. Esto es válido para fobias, y conductas compulsivas también. Entender esta condicionalidad es la herramienta más poderosa para trabajar con el paciente.

2.18 El concepto de conciencia.

¿Qué es la conciencia? ¿Qué implica tener o no conciencia? ¿Cómo surge la conciencia?

Que es la conciencia, es tema de un largo debate, enormes ríos de tinta y palabras han corrido por el campo de batalla dialéctica sobre este particular. Cada escuela filosófica y religión tienen su concepto sobre este asunto, incluso la ciencia suma al debate. Todos estos sistemas de pensamiento y conocimiento dicen "conciencia" pero no siempre hablan de lo mismo.

Cuando la neurociencia dice que no tenemos claro que es cual es el origen de la conciencia con exactitud, no se refiere a lo mismo que cuando en filosofía se habla de la conciencia social, mucho menos a cuando un guru habla de conciencias que salen del cuerpo. Entonces, ¿Qué es la conciencia?

Resulta evidente que no tenemos la capacidad de dar una definición universal, por consiguiente, daremos una definición psicodharmmatica, esto es; lo que en psicodhamma entendemos por conciencia.

2.18.1 Conciencia como darse cuenta:

Vamos a hacer un análisis breve de ciertos tópicos que nos ayudarán a determinar los límites de a lo que nos referimos cómo conciencia.

Cuando decimos que alguien está o es inconsciente, hablamos de qué o no puede darse cuenta de sí mismo o de lo que sucede a su alrededor. Así, por ejemplo, decimos que carece de conciencia social, o que es inconsciente de las situaciones de abuso hacia ciertos grupos y otros.

No es lo mismo estar inconsciente, que vendría a ser; incapaz permanente o temporalmente de darse cuenta de sí mismo, como por ejemplo en un caso de muerte cerebral o de coma profundo, a ser inconsciente de un asunto particular. En el segundo caso, lo que estamos diciendo es que esa persona no se da cuenta, para el sujeto esos asuntos sobre los que no tiene conciencia se encuentran dis-conscientes, En otras palabras, están fuera de las fronteras de su capacidad de contacto.

El por qué ocurre puede tener muy variadas fuentes, puede suceder que rodeado de privilegios es incapaz de comprender los pesares de quienes carecen de esos privilegios, puede suceder que la falta de conocimiento de la realidad de otros le impide tener conciencia de ello. En suma, la falta de conciencia no tiene una única fuente.

Se dice, por otro lado, que los animales, no humanos, no tienen conciencia. Esto último es muy debatible, probablemente carecen de conciencia de clase o social, pero no podemos asegurar que no la tienen de sí mismos o conciencia de estar conscientes. Al menos algunos animales como los cetáceos y primates mayores parecen ser capaces de ello hasta cierto punto.

Lo anterior nos lleva a comprender que conciencia no es algo monolítico, sino que tiene varios niveles o varias clases.

Algunos ejemplos pueden ser; ser conscientes de un peligro, ser conscientes de un objeto a nuestro alrededor, y/o ser conscientes de que somos conscientes, esta última es una capacidad que tenemos los humanos.

Resumiendo, es evidente que cualquier forma de conciencia requiere de un darse cuenta y este darse cuenta requiere de una toma de contacto.

2.18.2 Conciencia como toma de contacto

Dijimos que tener conciencia consiste en darse cuenta, pero este darse cuenta requiere de una toma de contacto, por ejemplo, cuando un objeto sensorial susceptible de ser percibido por la vista es efectivamente percibido por el órgano sensorial, entonces hay un contacto entre el objeto y el órgano esto es procesado por el cerebro y surge la conciencia de ese objeto.

El mismo ejemplo es aplicable a los objetos sensoriales que pueden ser percibidos por el oído, el gusto, el olfato y el tacto. En cada caso surge la conciencia una vez que hay contacto entre el objeto y el órgano capaz de su percepción. Así, por ejemplo, podemos tener conciencia de qué está áspero, qué hace frío, qué huele mal y otros.

De igual forma reconocemos la existencia de objetos mentales, cómo nuestros pensamientos. Cuando somos capaces de tomar contacto con estos pensamientos, hablamos de conciencia, del darse cuenta, que nos damos cuenta. Este último tipo de conciencia parece ser el que engloba la capacidad de identificarnos como alguien que es, siente y percibe.

2.18.3 Conciencia como discurso

Dentro del proceso de conciencia en el que nos damos cuenta "de que nos damos cuenta" ocurre un discurso, hay un diálogo observable. Darme cuenta de que me estoy dando cuenta es un proceso dialéctico. Tener conciencia social implica un discurso interno, poder decir "hace frío" es mucho más que simplemente sentir el frío, implica una charla con nosotros mismos acerca del reconocimiento de ese frío que estamos sintiendo.

Desde el punto de vista del psicodhamma, la conciencia solo puede ocurrir dentro de un contexto, en dónde hay un objeto posible de ser percibido y existe un órgano capaz de percibir. Está cualidad de la conciencia implica qué es condicionada y transitoria, por consiguiente, no puede ser definida como una entidad fija y existe en total dependencia del contexto "observador-observado" incluyendo el proceso en donde el observador se observa a sí mismo.

No es incorrecto entonces decir que no hay una conciencia, sino procesos de conciencias, dónde En general hemos asumido la conciencia de que somos conscientes como la conciencia en sí, lo cual sería un sesgo cognitivo.

Mejorar la conciencia en términos de darnos cuenta de que nos damos cuenta, dependerá de ampliar las capacidades de toma de contacto del sujeto, esto puede ocurrir a través de la reconfiguración cognitiva. En términos sencillos, mayor conocimiento y experiencia implica una mejora en las capacidades de conciencia en determinados aspectos, como, por ejemplo, cuando hablamos de la conciencia social. Otro ejemplo de la conciencia en este sentido es cuando se toma contacto acerca de las propias responsabilidades del individuo para con sus procesos psicoemocionales. Entonces se puede decir que esa persona tiene o desarrolla una amplitud de conciencia acerca de sí mismo.

Y finalmente, ¿por qué esto es importante?

Porque una persona que tiene un mayor desarrollo de conciencia en cuanto a su propia responsabilidad y la interdependencia que tiene con los otros, tiene mayores posibilidades de restringir, cultivar, desarrollar o desarraigar, según sea necesario, conductas y con ello afecta directamente el cómo se siente.

Psicodhamma, conceptual y aplicado

Capítulo 3: Técnicas, abordajes, ejemplos y casos

3.1. Introducción

¿Cómo funciona nuestra mente?

Asumimos de esta pregunta que se refiere a la mente como conducta (pensamientos, tendencias mentales, inclinaciones) que deriva a conducta verbal y física. Nuestra mente es una cosa seria, algunos hemos tenido lidiar con la depresión y otros trastornos desde niños, voy a contarles un caso a modo de ejemplo.

La madre de R fue abusada y producto de ese abuso quedo embarazada, por lo tanto, R es hijo no deseado. Su madre hubiese querido abortar, pero no pudo, en su época eso no era tan fácil, entonces lo tuvo, eso significa que durante todo el tiempo de su embarazo y hasta el nacimiento, ella rechazó a R, podemos preguntarnos ¿Qué tanto influye esto en R?, ¿influye mucho, poco? ¿Por qué influye?

La respuesta es, si Influye y lo hace porque mientras ella cultivaba aversión a su embarazo mantenía un estado de estrés constante, por lo tanto, produjo cortisol, una hormona conocida como hormona del estrés. Cuando una persona mantiene elevados niveles de cortisol por mucho tiempo, se ha observado que entra en depresión y se ha observado también que hay evidencia científica de que esto afecta a los hijos desde el vientre, incrementando las posibilidades de futuros eventos depresivos.

Entonces, R carga con las condiciones ambientales (su gestación) sumando causales históricas (abuso por parte de su padrastro), toda clase de abusos, entre ellos el discurso central que esté sembró en su cabeza, discurso que dice a R que es "un inútil incapaz", que nunca va a lograr nada. Y está la condición o la forma en que actualmente funciona su mente, y determina cómo esta reacciona a los estímulos. Todo este conjunto de factores constituye sus tendencias subyacentes.

¿Cómo funciona nuestra mente? Pues a partir de los estímulos que recibe, de acuerdo con la configuración compleja que tiene. Esta configuración actúa como una receta de cocina. ¿Cuáles son los ingredientes de su receta de cocina? (cortisol heredado, programación cognitiva negativa, abusos físicos y otros, más el kamma, o sea sus propias acciones reforzantes o contra reforzantes)

El funcionamiento de la mente de R siendo adolescente era funcionar de acuerdo con esos ingredientes. ¿Era R plenamente consciente del discurso que se había sembrado en su cabeza desde tan niño?, la respuesta es no, dentro de los mecanismos de defensa el cerebro tiende a olvidar, ocultar y mandar al agujero de esos discursos. Pero están allí y siguen dando instrucciones qué afectan nuestra conducta.

¿Qué puede hacer R con eso? No puede retroceder en el tiempo y cambiar su kamma (acciones), ni retroceder para cambiar las condiciones ambientes del vientre materno, tampoco para cambiar el discurso que sembró su padrastro. Lo único que puede hacer es decidir qué hará con todo eso ahora. Eso sí lo puede hacer. ¿Y qué es lo que puede hacer?

Cambiar el discurso central, reescribir el discurso: "No es verdad que es un inútil o incapaz, no es verdad que no puede lograr nada", ¿Cuál es la evidencia que tiene para sostener semejantes cosas, él podría decir "la evidencia es que a través de los años realmente no ha logrado nada", ¡momento! Aquí es donde ustedes tienen que entrar a utilizar el cuestionamiento personal, ¿realmente es así o simplemente ha estado realizando profecía autocumplida? Se lo creyó e hizo que así fuera.

¿Cuál es pies la evidencia real? Si R se pone a pensar en aquellos momentos de su vida donde por muy pocas veces que sean, ha logrado cosas importantes para él; esa es su evidencia contra del discurso central. La razón por la que fracasa en lo que emprende, la razón por la que no es buen estudiante, porque es distraído, porque tiene malas relaciones, es porque tiene un discurso en su cabeza que se lo dice y le cree a ese discurso.

R tiene que cambiar ese discurso. No puede cambiar su conducta pasada, pero al cambiar este discurso está creando una nueva forma de conducta. No puede cambiar las condiciones biológicas que su madre le heredó, pero al cambiar este discurso interno su cuerpo empieza a generar nuevos neurotransmisores, por lo tanto, no está condenado sufrir por siempre de depresión, ansiedad u otras patologías similares, gracias a algo que se conoce como neuro plasticidad puede modificar su cerebro.

No estamos hablando de teorías nueva era, sino que estamos hablando de neurociencia propiamente tal y estamos aplicándolas en psicodhamma con fundamentos. Generar nuevas conexiones neuronales al cambiar los patrones de conducta es una realidad.

Pero hay que reacondicionar la conducta, piense en un ejemplo: si uno no levanta pesas, no tiene buenos músculos. ¿Cómo hacer para tener músculos grandes y fuertes? Empezando a levantar pesas. Hay que hacer un esfuerzo. Por eso es por lo que el psicodhamma no es solo un modelo psicoterapéutico, sino una disciplina.

Pero antes de hacer nada hay que creer que es posible hacerlo. Y es por esa razón que es incorrecto pensar que en el psicodhamma no hay un acto de creer o confianza; sí lo hay. Hay que creer que es posible lograr algo realizando cierta actividad para ser capaces de tener el niño de realizarla, sino simplemente no haremos nada.

Recapitulando R tiene una conducta que le causa sufrimiento y que quiere modificar. Primero debe conocer las causas de su conducta, el conocimiento y entendimiento es vital para que funcione, luego aplica voluntad para modificar la conducta y utiliza la ayuda de sus pares para reforzar la nueva conducta que desea cultivar.

Con el ejercicio previo, R mantiene la disciplina sobre la nueva conducta, hasta que la vieja conducta desaparece. ¿Por qué desaparece? Porque gracias a la neuro plasticidad, las conexiones neuronales que permitían la vieja conducta se modifican para dar pie a la nueva. Hasta que llega un momento determinado en que la nueva es la conducta primaria y la otra no existe más.

3.2 Técnicas de apaciguamiento de los estados psicoemocionales producto de los pensamientos insanos

3.2.1 *"Desplazamiento, repulsión, desestimación, análisis de base" D.R.D.A.*

A veces en nuestro día a día emerge ante nosotros un objeto y dirigimos nuestra atención hacia este, en ese contacto atención/objeto pueden surgir pensamientos insanos asociados con nuestra avidez, nuestra aversión o nuestra ignorancia. Por ejemplo, en que en la mañana suena el reloj despertador y de inmediato surgen pensamientos insanos relacionados con el trabajo, y esto desata en mí, respuestas emocionales de afectación. ¿Qué puedo hacer?, es evidente que no puedo cambiar el hecho de que tengo que ir a trabajar y que me toca levantarme, entonces lo que sí puedo hacer es aplicar una técnica de desplazamiento.

Desplazamiento:

La forma de gestionar los subsecuentes estados psicoemocionales resultante es desplazar la atención desde ese objeto hacia otro objeto que es asociado con aquello que es sano; por ejemplo, algo amado, por lo cual después de todo "hago lo que hago", esto puede ser un sueño que busco realizar, o un ser al que aprecio. Al realizar esto, los pensamientos insanos son abandonados y se extinguen, como consecuencia, la mente se estabiliza, se aquieta, se unifica y se concentra.

Se ha observado que no es corriente que una persona pueda tener dos pensamientos contradictorios simultáneos. A modo de ejemplo, si usted dice: "Odio esta lluvia", no puede al mismo tiempo pensar "amo esta lluvia"; no de forma simultánea, y ya sabemos cómo uno u otro pensamiento afecta nuestro estado emocional.

Repulsión

Sin embargo, a veces, aun cuando desplazamos la atención desde objetos inhábiles a otros hábiles, puede que aun así aparezcan pensamientos insanos, entonces además del desvío de la atención aplicaremos el proceso de "aversión" que consiste en la construcción consciente de pensamientos reflexivos cuyo objetivo es general un estado de repulsión sobre los pensamientos insanos así: "Estos pensamientos son insanos", "mantenerlo me hace sufrir", "son peligros para mi salud mental", "no debo alimentarlos".

Desestimación

Si al aplicar la técnica de la reflexión, aún persisten pensamientos insanos, aplicaremos la técnica de la desestimación, esta consiste en observar los pensamientos sin aferrarlos: "este pensamiento no es mío", "este pensamiento no soy yo" y se deja ir, sin prestar mayor atención.

Análisis de base

Por último, si aún surgen algunos pensamientos insanos, debemos dirigir nuestra atención al apaciguamiento de la fuente de esos pensamientos, de la misma forma que una persona que va rápido por la calle sin tener claro por qué corre; se cuestiona a sí misma de la siguiente forma: ¿Por qué voy corriendo? ¿Qué pasa si voy despacio? Y baja la velocidad para ver qué pasa. Y decide seguir indagando ¿Por qué voy despacio? ¿Qué pasa si me detengo? Entonces se detiene y analiza el porqué de su conducta y que sucede si la altera.

Verificando lo anterior, confirma por sí mismo que en la inmensa mayoría de las "carreras", "ansiedades", "temores", "frustraciones", "fobias" el componente más profundo es solo un sustrato simbólico (un discurso central) que puede ser cambiado por la aplicación de estas técnicas.

3.2.2 Profundizando en la técnica de apaciguamiento.

El orden de las técnicas va desde la más sencilla y la más elaborada, cada una representa un nivel de profundidad en el desarrollo de la reconfiguración cognitiva y el uso de todas ellas en conjunto mejora los resultados.

Comencemos con "desplazamiento". Consiste en identificar un pensamiento automático, por ejemplo "me va a ir mal" y reemplazarlo inmediatamente por uno contrario "me va a ir bien". Se ha observado que resulta muy difícil mantener dos tipos de pensamiento contradictorios simultáneos, entonces mientras ejercemos el pensamiento activo y consciente "me va a ir bien" el otro no puede estar activo.

Sin embargo, a veces sucede que el pensamiento automático insano es persistente y se involucra en nuestro foco de atención cada vez que perdemos enfoque con el pensamiento activo del ejercicio de desplazamiento, incluso genera resistencia durante el proceso de desplazamiento.

La técnica de repulsión. Cuando lo anterior ocurre, recurrimos a la segunda técnica "repulsión" que consiste básicamente en realizar un proceso de observación sobre lo perjudicial que resulta ese pensamiento automático, sobre cómo nos perjudica, como nos daña o inmoviliza impidiéndonos alcanzar cierto bienestar o realizar cierta actividad que desearíamos.

El reforzamiento de la desestimación. Complementando la técnica de aversión recurrimos cómo reforzamiento a la de desestimación, esta última que consiste en el análisis sobre los pensamientos insanos desde una perspectiva de no identificación. Su estructura consiste en cultivar pensamientos de este tipo: "este pensamiento no es mío, este pensamiento no soy yo" y se deja ir, sin prestar mayor atención.

Yendo a la raíz con el análisis de base. La última técnica consiste en el análisis de base, que no es otra cosa que un análisis profundo sobre la naturaleza causal del pensamiento negativo. Todo pensando automático tiene a su vez su origen en un pensamiento central que pudo ser plantado por un tercero sobre nosotros y que sirvió de sustrato simbólico, una semilla sobre la cual se construyen conductas y pensamientos reforzantes de la conducta con la consecuencia de los estados psicoemocionales de sufrimiento.

Descubrir ese pensamiento, centrar el vital, nos permite someterlo a un escrutinio, a una evaluación para ver si se sostiene ante la evidencia.

Por ejemplo, el pensamiento automático "me va a ir mal" puede partir de un pensamiento central plantado por mi padre, algo así "no sirves para nada, jamás harás algo bien en la vida".

Si reconocemos ese pensamiento puedo confrontarlo con la evidencia, ¿Realmente no sirvo para nada? Y luego observar todas las cosas que en la vida a pesar de todo que he hecho bien. Es posible que descubra que hay más evidencia a favor de mis capacidades que en contra: y suele ser así.

Al realizar este proceso de análisis de base se reestructura nuestra mente, la forma en que pensamos y por consiguiente cómo nos sentimos.

3.2.3 Aprendizaje significativo en la reestructuración cognitiva.

Vamos a introducirnos en una técnica de apoyo en el proceso de reestructuración cognitiva dentro del modelo psicoterapéutico del psicodhamma, al que llamaremos "potenciador", debido a que refuerza el proceso de reestructuración cognitiva. Primero analizaremos muy breve y superficialmente esto del aprendizaje significativo.

Hay diferentes formas por qué las aprendemos, durante décadas el modelo educativo tradicional nos tiene acostumbrado al modelo de trasmisión de información memorística. El profesor dicta la materia y nosotros tomamos nota y tratamos de memorizar. Luego tenemos un modelo que resulta más efectivo para muchos, al que en ciertos círculos pedagógicos se conoce como el "aprender haciendo", en términos sencillos el profesor no entrega demasiada información, sino que guía al estudiante al descubrimiento, por medio de la acción. Este modelo es el modelo base del psicodhamma.

Usted aprende a reestructurar su modelo de pensamientos y conductas por medio de un análisis personal y desde una práctica concreta, dicho de otro modo, aprende a gestionar su conducta y procesos emocionales por medio del hacer.

Existe un nivel que refuerza el aspecto del aprender haciendo, consiste en el "aprender enseñando", se trata de que usted investiga, prueba, verifica y luego retransmite la enseñanza. Este proceso eleva la capacidad de la reestructuración.

¿Cómo podemos utilizar esta cualidad del aprendizaje en nuestro beneficio? Una forma sencilla es utilizar una característica de nuestro cerebro que ya hemos estudiado en otros documentos, y que consiste en qué parte de nuestro cerebro es incapaz de diferenciar lo real de lo imaginado, mientras que nuestra corteza prefrontal sí es competente para esto. Haremos uso de esta cualidad para potenciar nuestra propia capacidad de aprendizaje significativo de la siguiente forma.

Cada día separaremos de cinco a quince minutos para enseñarnos a nosotros mismos aquellos aspectos que queremos potenciar, podemos hacerlo frente a un espejo o podemos hacerlo utilizando nuestra imaginación, mientras imaginamos que estamos hablándole a un público, esto último incluso lo podemos hacer mientras estamos acostados, antes de dormir con los ojos cerrados, imaginamos ese público al que le estamos transmitiendo la enseñanza.

El ejercicio anterior tendrá dos resultados, el primero, reforzar nuestro aprendizaje significativo, vale decir, mejorar la forma en que estamos reestructurando nuestra comprensión, por consiguiente, nuestra conducta y los subsecuentes resultados psicoemocionales. Por otro lado, de forma secundaria estaremos generando una reestructuración en nuestra capacidad para hablar en público y superando proceso de ansiedad que pudiéramos tener al respecto.

Pensamientos insanos encadenan a estados insanos de conducta y su respuesta emocional.

> "Me atacó, me robo, me maltrato, me miró feo, me odia, me engaño, no confía en mí y otros pensamientos"...

Mantener este tipo de pensamientos genera en nosotros una respuesta emocional displacentera, cuyos efectos pueden observarse en el día a día, incluso en el cuerpo en forma de malestar y afecciones; dolor de cuello, espalda, afectaciones estomacales y otros.

Y nos condiciona a no hacernos cargo y responsables de lo que pensamos y sentimos, nos predispone a buscar en un tercero la culpabilidad de nuestra propia inmovilidad psicoemocional y conductual.

A veces enfocamos nuestra evasión, desviando nuestra responsabilidad, no a una persona concreta, sino a un colectivo, como el gobierno, la banca, la iglesia, el partido político, el clima, nuestra familia.

> "Soy rebelde porque el mundo me hizo así", dice una vieja la canción.

Pero esto no significa que nosotros somos "culpables", simplemente nuestro cerebro se defendió de la única forma que pudo. Pero saberlo nos permite hacernos cargo, adaptarnos a las circunstancias y tomar las riendas de nuestra propia conducta y manifestación emocional a pesar de las circunstancias externas.

Si mantenemos ese tipo de pensamientos, no seremos incapaces de tomar el control de nuestra propia psico emocionalidad y el estado de bienestar nos está negado.

No se trata de aplaudir las malas acciones del sistema, ni de nadie; se trata de no mantener estados de resentimiento que se destilan en nuestras palabras y nos predisponen la manifestación de estados cognitivos insanos que nos conducen a sufrir innecesariamente.

Cambien la perspectiva de las cosas, en vez de pensar en "cómo pudieron ser las cosas si hubiese sido distinto" piensen en que ustedes pueden ahora hacerse cargo y hacer un ahora y mañana diferentes para ustedes mismos.

3.2.4 Del trauma a la ansiedad; desde el reforzamiento a la sanidad. A.R.C.M. (técnica).

Imaginé que va caminando por la calle, un automóvil pierde el control y casi le atropella causándole tremendo susto; a este evento le llamaremos evento traumático.

Más tarde tiene que salir, pero al salir siente ansiedad, esta ansiedad se debe al evento traumático y al pensamiento de que podría volverle a ocurrir. Conjeturemos al sentir esta ansiedad, usted prefiere quedarse en la casa, a este negarse a enfrentar la ansiedad y salir, le vamos a llamar conducta reforzante.

La conducta de no salir por causa de la ansiedad refuerza a la misma ansiedad, y asimismo esta subsecuentemente refuerza la conducta coercitiva de no salir. Al final usted acaba creando una compulsión de no salir, y termina experimentando crisis cada vez qué piensa o se enfrenta a la posibilidad de salir. Hagamos una síntesis.

1. Trauma
2. Ansiedad
3. Conducta no hábil (reforzante)
4. Ciclo refuerzo ansiedad/conducta
5. Compulsión
6. Sufrimiento.

Tenemos entonces lista una patología altamente inmovilizante y de mucho sufrimiento. ¿Qué podemos hacer?

3.2.4.1 Análisis, restringir, confrontar, modificar.

Análisis

El primer paso es el paso del análisis, aquí vamos a observar el fenómeno, analizar cómo se produjo, identificar los discursos que hemos construido y procedemos a verificar su validez evidencial.

Restringir

No es lo mismo restringir que reprimir, la restricción requiere de un entendimiento del fenómeno, de las causas y del cese de este, asimismo del modo de llegar al cese, es por consiguiente un proceso que consiste en hacer lo contrario de lo que nos manda la compulsión, a fin de reestructurar nuestros patrones de conducta.

Confrontar

Una vez que restringimos las compulsiones enfrentamos la situación detonante de ansiedad en el caso del ejemplo arriba "el miedo a salir", esto lo podemos hacer a través de pasos:

Primer paso es hacer una confrontación puramente imaginaria (imaginación y la visualización). ¿Por qué de esta forma? Porque el área de nuestro cerebro que maneja la ansiedad no sabe distinguir entre realidad y fantasía, pero la corteza prefrontal si lo sabe, por consiguiente, es más fácil manejar la ansiedad, ya que usted es consciente de que lo está imaginando. Segundo paso; superado la esta de confrontación imaginaria, pasamos a una de confrontación real (no imaginada). Una vez que usted logra finalmente confrontar el aspecto de la realidad, se produce el cuarto aspecto.

Modificar

La modificación es un aspecto resultante de los anteriores y afecta además la forma en que nos sentimos. En otras palabras, conduce gradualmente a la disminución de la ansiedad hasta que se retorna a la normalidad pre trauma.

Este proceso es válido para conductas obsesivas compulsivas, fobias, también para determinados tipos de depresión, para control de estallidos de ira, incluso se puede utilizar para cambiar conductas como la mitomanía. Sin embargo, se requiere de una completa aceptación por parte del paciente y un compromiso de practicar, ya que este es un entrenamiento, consiste en re enseñar a nuestro cerebro la forma correcta de acción.

3.2.5 Trabajando conductas obsesivas.

Existe la situación cuando al realizar una acción aparece un pensamiento, un impulso o alguna imagen que se manifiesta de forma persistente y repetitiva, que, no siendo deseada, es intrusiva, por lo tanto, causa aflicción o ansiedad. Las obsesiones se entrometen mientras pensamos o realizamos otras cosas que no tienen relación con ellas. Algunas de ellas son: "Miedo a la suciedad", "dificultades para tolerar lo inesperado", "necesidad de tener todo ordenado", "simétrico y bajo control", "pensamientos no deseados (agresión, temas sexuales o religiosos)". Esas obsesiones se expresan como miedo, estrés, dudas irracionales, desagrado intenso cuando algo no está ordenado, y otros.

Si observan atentamente verán que los síntomas asociados a estas obsesiones son en general conductas compulsivas del tipo siguiente: Lavado y limpieza, comprobación repetitiva aun cuando ya se ha confirmado previamente, orden, rutinas estrictas. Dicho de otro modo, el obsesivo tiene conductas compulsivas asociadas a la propia obsesión. Por ejemplo:

Pensamiento obsesivo: Temor a contaminarse con la suciedad.
Compulsión: tener todo limpio
Acción: lavarse hasta que la piel se lastima.

El trastorno en general se inicia en la adolescencia, pero puede ser antes, dependiendo de la gravedad, puede ser una molestia moderada hasta incluso ser inmovilizante. A mayor malestar psicoemocional padece la persona mayor puede ser la manifestación compulsiva.

Hay una forma de trabajar este asunto generador de sufrimiento:

Análisis: Consiste en primero conocer con exactitud el pensamiento obsesivo que nos condiciona a la compulsión y a la posterior acción consecuente. Conocer además como es que esta relación permite entre otras cosas la propia reafirmación de la obsesión en sí y el ciclo subsecuente.

Confrontación: Consiste en confrontar los pensamientos, las situaciones, los objetos que nos disparan ansiedad. En otro artículo les hablé de como confrontar fobias, el método es el mismo, uno se expone deliberadamente al fenómeno que nos causa ansiedad, poco a poco, y elige no huir, no reaccionar de la forma habitual, esto es la acción restrictiva.

Restringir: Uno elige ante la exposición del fenómeno que dispara la ansiedad, no hacer la acción compulsiva. Dicho de otra forma, si mi pensamiento obsesivo es que está sucio y puedo contaminarme, primero analizo esto desde el análisis, puedo usar la técnica de verificación de evidencia de TCC por ejemplo (¿realmente hay evidencia de tal peligro?, ¿Por qué debería ser particularmente peligroso para mí cundo para los demás parece no serlo?, y otros medios de cuestionamiento.) o las técnicas del análisis de base propio psicodhamma, esto es analizar las causas, comprender como sin estas, el fenómeno cesa, realizar los pasos, que en este caso es reprimir la acción/respuesta y el reemplazo de esta por una acción más hábil. De esta forma, con el tiempo las conexiones neuronales que sirven de soporte a la acción compulsiva se ven reemplazadas por las nuevas.

Modificación: Lo anterior requiere de esfuerzo, disciplina, dedicación y coraje en muchos casos. En otras palabras, esto es un entrenamiento. Entonces primero observé

 cuál es ese pensamiento obsesivo, qué compulsión detona, qué conducta particular realiza para lidiar con ello. Segundo, analice profundamente la relación de eventos que lleva a la acción patológica, contraste con la evidencia, analice las causas para realizar los pasos que le pongan fin, practique incansable hasta reconfigurar sus acciones, tanto mentales, como verbales y físicas asociadas.

3.2.6 Ansiedad y reestructuración cognitiva en psicodhamma

La ansiedad es un estado mental caracterizado por una gran inquietud e intensa excitación, así mismo por una extrema inseguridad. Este trastorno puede manifestarse con los siguientes síntomas:

1. Preocuparse demasiado por las cosas diarias
2. Problemas para controlar sus preocupaciones
3. Sentirse inquieto con dificultad para relajarse
4. Problemas para concentrarse
5. Problemas para dormir o para permanecer dormido
6. Sentirse cansadas todo el tiempo
7. Dolores y molestias inexplicables
8. Tics (movimientos nerviosos);
9. Irritabilidad
10. Preocuparse mucho por su rendimiento
11. Temer eventos catastróficos

En definitiva, vivir preocupados en general, por lo que puede llegar a suceder en un constante miedo a no tener el control de los eventos. Los síntomas empeoran con el estrés, como con una enfermedad física, y en época de exámenes escolares, o durante un conflicto familiar o de relaciones personales. Vamos a trabajar un poco sobre esto.

Todas las condiciones son originadas por nuestra mente, esto no quiere decir que sufrir ansiedad es imaginario, quiere decir que en el pasado se realizaron actos o padecieron ciertos actos de tipo traumático que dispararon ciertas emociones que nos llevaron realizar alguna conducta tendiente a evitar que se repita el evento traumático, luego esto genero ciertos mentales que a la larga redundaron en las condiciones para el surgimiento de patología.

Síntesis:

    1) Evento traumático (recordado o no)

    2) Emoción resultante (busca establecer el evento como no deseable)

    3) Conducta de evasión (refuerza)

    4) Ansiedad (se dispara cuando ocurre algo que recuerda el evento traumático)

    5) Conducta de evasión (refuerza)

La ansiedad es un trastorno emocional y requiere de atención, es una irresponsabilidad decir a quien la padece "ya, ya tranquilízate", "no pasa nada". La ansiedad es inmovilizante y hace mella a la calidad de vida.

3.2.6.1 El pensar, imaginar, efectos en la conducta.

Vamos a enseñarle a trabajar su ansiedad, por favor lea con atención. Imaginé que usted tiene ansiedad porque debe hablar en público, esta ansiedad y otras tantas más son muy comunes. Vamos a hacer un ejercicio práctico, usted va a imaginar, a visualizar que está frente a un público y va a presentarles un discurso, esto es muy importante, el discurso debe ser real, debe realmente imaginar que está dándolo, por lo tanto, elija un tema prepárelo y de ese discurso a su público imaginario como si fuera real. Hará esto por unos cuantos días, varios minutos antes de dormir.

¿Para qué sirve?

Las áreas cerebrales asociadas a acciones concretas se activan tanto si son acciones reales como si usted las imagina. El cerebro en sí no es capaz de diferenciar la realidad externa de la realidad imaginada y visualizada por usted. Por lo tanto, si imagina que se presenta ante un público, el cerebro lo tomara como real, mientras que su conciencia sabe qué es imaginario. Esto disminuye la ansiedad y entrena al cerebro para aceptar el hecho real cuando llegue.

Si usted siente ansiedad cuando ve insectos, al salir de la casa, o enfrentar gente nueva, o lo que sea que le produce ansiedad, imaginé que tiene "eso" frente a usted, visualícelo, háblele, respire profundo y dígase a sí mismo: "Esto está bien" "en realidad no tengo evidencia de que mis temores puedan suceder", respire, parte atención a sus sentimientos y déjelos ir, repita. Practique con frecuencia. Después de un tiempo experimentará un fenómeno llamado desensibilización, qué le ayudará enormemente la próxima vez que se encuentre con un insecto real.

Así es cómo los pensamientos condicionan lo que hablamos y condicionan lo que hacemos físicamente, es por esta razón qué los actos mentales son los más relevantes, no descuide y su mente con la excusa de igual, no lo dije igual, no lo hice físicamente. Porque si lo pensó, lo cultivo, la semilla ha sido sembrada.

Una vez que ha superado la ansiedad ante el objeto imaginado, es necesario que haga una confrontación con unos reales, ya sea este el salir o enfrentarse a cierto estímulo que le causa ansiedad, no lo haga solo, es necesario ayuda y apoyo. Enfrente poco a poco, no avance hasta que la ansiedad vaya disminuyendo, pero tampoco retroceda lo avanzado. No se obligue a ir más rápido de lo indispensable. Recuerde, respirar, respirar, dejar ir, continuar. De esta forma su cerebro es reeducado y va superando la ansiedad. Esto se conoce como reestructuración cognitiva.

3.2.7 Del sufrimiento a la sanidad.
V.T.C (técnica)

La sanidad es gradual, como gradual es caminar desde su trabajo a su hogar, a cada paso se está más cerca, pero no estás en la seguridad de tu hogar aún; hasta que llegas.

Si por una mala apreciación de las señales pensarás: "No veo aún mi hogar, seguro camino en vano" y te detuvieras, simplemente no llegarías nunca a tu hogar y te quedarías allí en medio de la inseguridad de la intemperie.

Por otro lado, si por notar que te acercas a tu hogar, dijeras: "Siento que ya estoy llegado y qué es suficiente con lo que he avanzado", y te detuvieras, simplemente no llegarías nunca, por lo tanto, seguirías en la hostilidad del exterior.

Más, si a cada paso que das, eres capaz de advertir que estás más cerca de tu hogar, esto te sirve de aliciente para seguir avanzando, porque piensas "Noto los cambios en el camino y siento que estoy más cerca de mi hogar, pero también te doy cuenta de que esto aún no es mi hogar; redoblaré mis esfuerzos". Entonces indudablemente llegarías a la seguridad de tu hogar.

Lo mismo ocurre cuando por un evento traumático padeces de alguna afectación llámese ansiedad, depresión, estrés u otras. Estar lejos de tu hogar vendría a ser ese estado de bienestar perdido. Sí, inicias un proceso de psicoterapia y al no ver resultados inmediatos piensas que no vas a ninguna parte, entonces, en efecto te detengas y así, en efecto, no llegarás a ninguna parte. Si piensas que, porque comienzas a sentirte un poco bien, ya estás sano, entonces te detendrás y acabarás nuevamente regresando a una posición insegura.

Pero, sí eres capaz de observar con sumo cuidado que cada paso que das te acerca a la seguridad del bienestar, más aún no has llegado del todo, entonces caminara seguro hasta la meta. Cuando inicias un proceso con psicodhamma debes considerar lo siguiente:

> 1) Estoy parado aquí en pleno sufrimiento y no sé qué hacer.
> 2) Luego de mi primera sesión, al menos ya tengo una visión de los pensamientos y condiciones mentales que hago y me precipitan al sufrimiento.

El hecho de que podemos comenzar a observar estos pensamientos y construcciones mentales implica que hemos avanzado, y hay que tomarlo en cuenta.

Cada sesión presentará nuevos retos, análisis y contrataciones, entonces iremos viendo algunos resultados. Y esto acerca de los "resultados" resulta fundamental porque esta metodología debe basarse en la evidencia, usted debe ser consciente que efectivamente se acerca a su hogar.

Imaginé que usted experimenta ansiedad cuando tiene que hablar con una persona desconocida, lo primero es identificar qué es eso que usted se dice así mismo que origina la ansiedad, lo segundo es realizar un análisis para ver qué bases a favor y en contra tiene esa construcción cognitiva que usted ha hecho y origina la ansiedad, luego realizamos una confrontación en varios pasos:

> **Visualización:** Uno se imagina a sí mismo ante la situación de hablar con un desconocido. Gracias a que el sistema límbico no sabe la diferencia entre realidad e imaginación, va a experimentar la misma ansiedad que si fuera un hecho real, pero como usted sabe que no es real, la ansiedad comenzará a ceder hasta ser superada.

Teatralización: Similar al mecanismo anterior, pero esta vez iniciamos imaginando el evento en sí y lo actuamos en nuestra mente, sosteniendo diálogos imaginarios. Luego pasamos a actuar en solitario frente a un espejo para culminar, con ayuda de un familiar al que le pediremos que haga el papel de desconocido, una pre confrontación real.

Confrontación: Hablar con una persona desconocida. Habiendo superado los pasos anteriores realizar este paso tendrá un impacto menor siendo más fácil de superar.

Si logramos superar la etapa final con éxito, podemos decir que hemos regresado al estado de bienestar en este asunto concreto.

3.2.8 La técnica de RADS (Restricción, abandono, desarrollo y siembra)

R.A.D.S. No es una técnica de intervención para una patología concreta, sino una forma de realización o práctica diaria, una forma de vida, un entrenamiento permanente que no tiene como objetivo tratar una patología específica sino potenciar el desarrollo del sujeto y que le brindara una suerte de blindaje mental ante situaciones traumáticas posibles.

Practicada como una forma de vida, se establece como una base firme que permite estados cognitivos y conductuales beneficiosos dando origen a manifestaciones psicoemocionales sanas, consiste en:

1) Identificar una conducta o pensamientos no beneficioso que existe en nosotros: Restringirle impidiendo que se realice.

2) Identificar conductas o pensamientos no beneficiosos que no existen aún en nosotros y realizar las acciones necesarias para impedir que puedan llegar a surgir.

3) Identificar conductas o pensamientos beneficiosos que existe en nosotros y potenciarlos, desarrollando su ejecución a fin de que se vuelvan cada vez más corrientes.

4) Identificar una conducta o pensamientos beneficiosos que no existe en nosotros y cultivarlo a fin de que poco a poco se vaya desarrollando hasta volverse habito.

Si se realiza lo anterior diariamente como parte de la práctica de visualización, la conformación misma de sus patrones de pensamientos se reajustará, resultando útil para básicamente cualquier estado psicoemocional conflictivo.

3.3 Casos.

3.3.1 El caso de V

V es un joven de 16 años que manifiesta lo siguiente "Tengo un profundo miedo al rechazo, y a veces experimento irá incluso odio, ¿Qué puedo hacer?".

Cuando V llego a consulta, su principal motivo de consulta era el miedo constante al rechazo, y la ira que experimentaba al percibir que este podía suceder. En su caso, no lograba recordar el evento que había originado ese miedo, pero el miedo estaba allí y se expresaba en pensamientos como: "Me van a rechazar", "no les caeré bien", "nunca llegaré a tener amigos" "soy un bicho raro" "seguro me odian y yo, los odio a ellos".

Tras un análisis, él llega a identificar la idea de que teme que, si intenta Integrarse a un grupo y lo rechazan, entonces nunca será nadie, porque para ser algo siempre hace falta tener amigos, tener un grupo que lo valide.

V comenta que es el grupo el que define si uno es bello o feo, inteligente o tonto, deseable o indeseable, bueno o malo, amigo o enemigo, rico, pobre. Siempre depende de los otros, de lo que opinan y que solo no es nadie.

Se identifica que, para V la aceptación o el rechazo del grupo tienen un fuerte componente psicológico en la supervivencia y estabilidad identitaria.

¿Si los otros me rechazan quién soy, que queda de mí? Es un discurso constante en él. Su miedo surge ante el panorama de él, evaporándose y lo convierte en ira cuando advierte que ser o no aceptado, no está en su control, de allí su experiencia constante de frustración que llega a convertirse en ira y a su vez en conductas que a larga llevan al grupo a rechazarlo.

Tras un proceso de análisis profundo de sus pensamientos y sentimientos V reconoce que el piensa de esta forma "si yo no existió para ustedes, ustedes no deberían existir para mí, pero allí están..." y es cuando el enojo se acrecienta y acaba en actos violentos causados por estos pensamientos generalmente automáticos.

V declara varias veces que no se siente bien sintiendo esta ira y que en el fondo no quiere lastimar a nadie y realmente desea ayuda, entonces le proponemos una metodología que se describe a continuación.

Partimos del postulado "Lo que pienso condiciona lo que siento" así que aislamos el pensamiento que fue motivo de consulta "tengo miedo a ser rechazado".

- Tengo miedo a ser rechazado.
- ¿Qué te hace pensar que vas a ser rechazado?
- He sido rechazado otras veces
- ¿Siempre que intentas hacer amigos has sido rechazado?
- No siempre, pero sí la mayoría de las veces que recuerdo"
- ¿Has pensado que tu pensamiento de "voy a ser rechazado" podría predisponerte a mantener una actitud y lenguaje corporal que causa rechazo?
- No se me había ocurrido eso.
- ¿Y ahora que lo mencionamos podrías recordar algunas conductas que tal vez pudieran hacer que otros te rechacen?
- Bueno, recuerdo que cuando me acerco a ellos siempre soy algo agresivo y me burlo o hago bromas pesadas, soy sarcástico.
- ¿Qué piensas que puede pasar si te presentas ante los demás sin recurrir a esas conductas?

- Tal vez no me rechacen, pero no puedo evitar el temor y me siento tonto y por eso actuó así.

- No puedes evitarlo porque sigues manteniendo los patrones de pensamientos que lo originan, ¿Verdad? O sea, sigues pensando que te pueden rechazar, pero ya te has dado cuenta de que si cambias la actitud tal vez no te rechacen. ¿Alguna vez has hecho un amigo o amiga que no te rechazara?

- Si, esta X, ella es mi amiga, a veces se enoja conmigo por mi actitud, pero no me ha rechazado…. Aún.

- ¿Cómo la conociste?

- Fue en 7° ella estaba llorando porque le habían robado el almuerzo, le di el mío, yo no tenía hambre. Desde entonces me aguanta.

- ¿Qué notas de diferente en el trato que le diste a ella con el que das a otros que te rechazan?

- No sé, ¿Fui amable?

- ¿Tú qué piensas?

- Que no me burle de ella, no la moleste, solo di mi almuerzo.

- O sea, fuiste amable

- Sí.

Tras darse cuenta, V suspira y mueve la cabeza de lado a lado, y pregunta que puede hacer. Y se le indica aplicar la técnica de intervención DRDA con la técnica de visualización y confrontación.

1) Modificar su discurso cambiando los pensamientos oscuros por pensamientos contrarios.

2) Examinar lo negativo de mantener sus pensamientos oscuros.

3) Al aparecer pensamientos oscuros de temor al rechazo, cambiar de actividad desestimando el pensamiento oscuro.

4) Realizar un análisis de bases, observando las causas hasta descubrir los aspectos más profundos posibles de su temor.

5) Realizar la práctica se anapanasati (atención plena) con el fin de establecer un estado de tranquilidad mental y proceder a usar su imaginación para visualizar en su mente que se enfrenta a un grupo de personas intentando integrarse a ellos.

6) Una vez que la ansiedad ha cedido tras unos días de práctica intentar una confrontación real con personas.

V, indico que realizado la practica concentrando su atención en los puntos del 1 al 4, dedico 15 minutos al día al punto 5 y con ayuda y asistencia de X realizo un intento de confrontación real una semana después.

V sostiene que sintió ansiedad, sin embargo, a diferencia de otras veces, logro acercarse a un grupo pequeño de personas acompañado de X, aún tiene miedo, pero logro evitar una conducta pasivo-agresiva y pudo sostener una conversación. Se le recomendó continuar la práctica visualizando cada vez grupos más grandes, pero sin pasar a la confrontación y concentrándose en el grupo pequeño con el que ya tuvo una relación.

En la tercera sesión V indico que ya no siente ira, que ha entendido que su valía no depende de la aceptación de los demás y tampoco ha vuelto a tener eventos violentos, siempre hay algo de ansiedad, y a veces dice una que otra cosa desagradable, pero con la ayuda de X se da cuenta y se disculpa. El grupo lo ha aceptado y se siente más seguro.
V no ha sido dado de alta, pero sus sesiones son más distantes y cada vez requiere menos intervención, está aprendiendo a autogestionarse.

3.3.2 Caso de J

J de 54 años cuenta que recuerda cuando tenía 3 años y fue la primera vez que su "padrastro" le propino un castigo brutal, lo cogió del cabello y lo elevo del suelo varios centímetros y así lo llevo de una habitación a otra. El hombre reiteradamente soltaba sus frustraciones en forma de violencia y J sentía auténtico terror, cuenta que en una oportunidad corriendo para escapar choco con una puerta abierta y se clavó en la frente el pestillo de esta; aún conserva la cicatriz casi en el mismo lugar.

A los seis años el hombre abusó sexualmente de él y su mente se bloqueó, no recuerda más abusos de esa índole, pero si las golpizas. También le imponía el castigo de recoger del suelo cientos de pequeños papelitos que a propósito rompía y esparcía por todos lados, para que los depositara en el basurero que el hombre tenía siempre al lado de sus pies.

Con los años J fue creando una combinación de dependencia, miedo y odio hacia su agresor, a veces quería matarlo, a veces quería matarse él mismo, a veces solo quería que ese hombre lo amara y dejara de lastimarlo.

J llego a creer que el abuso era la norma, porque además de su "padrastro" otros hombres lo tocaron, y abusaron, llego a creer que eso estaba bien; así eran las cosas; pero odiaba que fueran así. Como consecuencia, cultivo odio por todos y cada uno de sus congéneres, solo se salvaron de su odio los niños pequeños y los animales.

Ya mayor aprendió a manipular a otros; sus pensamientos circulaban en no dejar que los monstruos abusaran de él; sería él quien ahora abusaría de otros, ya que nadie le ayudo, sería su venganza... pero esto no lo hizo sentirse mejor, su sufrimiento se incrementó, y no entendía por qué.

Un día lleno de ira mato a un animal con una piedra y verlo muerto y sangrando fue traumatizante; tuvo miedo de lastimar a un niño, otro niño como él, este fue un momento crucial, ya que dice que en ese momento tuvo una experiencia de entendimiento que lo marco: se estaba convirtiendo en el monstruo que lo había lastimado, estaba cerrando un círculo de odio, de abuso, de dolor, de sufrimiento... tenía que parar y entendió otra cosa.

Era probable que el monstruo que lo había lastimado alguna vez fue un niño abusado, un niño lastimado, un niño torturado que jamás pudo sanar... Esta forma de ver las cosas cambio su relación con la imagen de su padrastro; ya no pudo odiarle, sintió compasión por la imagen del niño abusado que no sano.

J reflexiona que tuvo suerte, él mismo casi se convierte por completo en lo mismo, "tuve suerte de darme cuenta, suerte de entenderlo a tiempo, el otro niño – refiriéndose a su padrastro - no pudo".

A partir de su experiencia, J piensa que todos los seres que van por la vida causando sufrimiento a otros son, de alguna forma, víctimas que jamás sanaron, a partir de allí no vio más victimarios; solo víctimas. J recalca que con esto no quiere decir que los victimarios quedan exculpados de sus actos y no deban tener consecuencias, por el contrario, deben ser detenidos, pero que odiarlos no es la solución y agrega que cuando dejo de resentir, dejo de sufrir y pudo al fin seguir con su vida.

Si analizamos el caso de J es evidente que el fenómeno del darse cuenta lo lleva a una visión profunda del discurso que le impulsa a repetir los patrones de conducta dañina, y al lograr esto es capaz de iniciar por sí mismo un camino de salida, uno que poco a poco se va complementando de procesos de restructuración de sus pensamientos y a la vez de los procesos emocionales relacionados con su conducta.

3.3.3 Fobia a las alturas

Un joven de 28 años que gusta de la naturaleza manifiesta tener miedo a las alturas, consulta como puede superar ese miedo y se recomienda usar la técnica de A.R.C.M. que consiste en realizar un análisis del miedo: causa inicial y pensamientos que lo sustentan. Para continuar con restringir el impulso de escape que tiene cuando aparece la ansiedad frente a la presencia de altura y realizar la confrontación en dos pasos: Confrontación imaginaria (imaginación y la visualización) para continuar con la confrontación real y obtener la modificación de la conducta.

Para la confrontación real se lleva a B a un puente ferroviario que está a pocos metros del suelo, se le ata a una cuerda de seguridad, para que pueda atravesar el puente caminando, el puente está en desuso desde hace años, por lo tanto, no hay riesgo de que pase un tren.

Al inicio solo es capaz de acercarse al puente, pero no de mirar hacia abajo, se le pide que resista la tentación de retroceder y permanezca allí hasta que la ansiedad comience a ceder. Mientras tanto, se indica que use frases del modelo DRDA para desplazar los pensamientos oscuros por otros brillantes como, por ejemplo:

Desplazamiento: "todo está bien, estoy atado y seguro, no hay posibilidad de que caiga" "yo puedo hacerlo, en realidad no hay ningún motivo real para que no pueda lograr esto"

Repulsión: "Este temor es irracional, no me trae beneficio alguno, no es algo que me traiga algún bienestar"

Desestimación: "Estos pensamientos no son míos, no soy yo, tan solo debo observarlos y dejarlos ir"

Análisis de Base: "la causa de estos pensamientos es que cuando niño me caí de una escalera, pero esa vez era pequeño, no tenía habilidades, no tenía una cuerda atada y nadie estaba conmigo cuidándome, esta no es la realidad actual".

Tras unos minutos se da cuenta de que puede abrir los ojos y avanzar, llega a la orilla y se arrodilla para cruzar por los durmientes en posición de gato, se obliga a sí mismo a avanzar un metro y queda directamente mirando hacia abajo, allí comienza a temblar. Se le indica que pare, se concentre y no se mueva más. Permanece allí unos 10 minutos usando la técnica de respiración anapanasati. Mientras retorna a DRDA. Abre sus ojos y avanza dos metros más y repite el proceso anterior, tras 40 minutos consigue llegar al otro lado. Está sudado, pero su rostro ha cambiado de miedo a felicidad, ha logrado lo que no creía posible... Una hora más tarde, cruza corriendo el puente y una semana posterior lo baja haciendo rapel.

3.3.4 El caso A

A manifiesta "Tengo unos meses de embarazo mi pareja tiene otros hijos de una relación anterior me siento profundamente celosa y no sé cómo actuar al respecto"...

Antes de entrar en la terapia brindada hay algunas pequeñas consideraciones que me gustaría comentar.

La primera es que los celos no son una forma de amor, si no una forma de mostrar falta de confianza, también representan deseo de posesión y control sobre el otro: queremos que el otro sea nuestro, que nos pertenezca o más bien tenemos la idea de que es nuestro y nos pertenece, por lo tanto, nos hacemos expectativas de cómo debería comportarse y lo culpamos cuando el otro no hace exactamente las cosas como nosotros las queremos.

El segundo punto por tomar en cuenta es: ¿que produce en primera instancia estos celos? Probablemente el miedo, en el caso de una madre, el miedo a que aquellas cosas que deberían ser para sus hijos tengan que ser compartidas con otros hijos, es pues el deseo de no perder aquellas cosas que se consideran debería ser propias y estar seguras.

Lo anterior es natural, es parte de nuestra evolución, de nuestra biología, sin embargo, puede ser superado, no estamos condenados a pensar y conducirnos impulsados por estas circunstancias.

Con respecto a "A" se le pregunto sobre los pensamientos que tiene cuando siente celos y se le invito a considerar ciertos aspectos comenzando por el hecho de que ella inició una relación con una persona que ya tenía hijos y lo sabía, ella acepta que esto es así.

Se le pide que reflexione sobre la posibilidad de que su pareja al igual que ella sienta con respecto a su hijo (el que tiene con ella) y sus otros hijos estén igualmente protegidos cuidados y dispongan de lo necesario para cubrir sus necesidades. A lo que A debe reconocer que tal cosa es muy posible porque así sería para ella si tuviera otros hijos previos.

Se le pregunta si ella podría fácilmente dejar de amar a su uno de sus hijos para sólo amar a otros para evitar que su pareja se sienta mal. A lo cual responde que no, que además sería injusto que le pidieran eso.

Se le refuerza indicándole que; de igual forma, no puede esperar que tal cosa ocurra y es muy probable que en realidad no desee eso, lo que está actuando no es su mente racional lo que es evidente porque después de todo A se siente mal por tener estos sentimientos. A concuerda con esto.

Se establece para A una serie de afirmaciones que usara para desviar pensamientos oscuros que surgen:

> "Mi pareja está conmigo porque me ama y elije seguir conmigo cada día; no tengo nada que temer" "Mi pareja tiene otros hijos a los cuales ama y es bueno que los ame porque esto indica que es buen padre para mi hijo"
> " los hijos de mi pareja serán hermanos de mi hijo, esto es bueno porque si se sienten amados por su padre ellos aprenderán a amar y cuidar a su nuevo hermanito"

Además, se le indican frases de análisis que le ayuden a ver lo negativo que resulta permitir que esos pensamientos oscuros surjan.

"Sentir celos de los hijos de mi pareja no es beneficioso para mí, si mi pareja llega a pensar que no quiero a sus hijos puede decir que no soy una buena pareja y terminar produciendo lo que tanto temo, no hay nada de beneficioso en estos pensamientos"

Igualmente, se le indica a "A" que con referencia a estos pensamientos oscuros los considere como "no siendo ella", "no definiéndola a ella", sino como lo que son, intrusos que deben ser desestimados y dejados ir sin aferrarlos.

Se le guía a la aplicación de un análisis de base y a practicar el método de visualización, teatralización y confrontación V.T.C. Así mismo se le refuerza indicándole que no debe cultivar pensamientos de culpabilidad, que no es una mala persona, simplemente es la naturaleza más básica de nuestra biología hablando y es posible perfectamente reeducarla.

La paciente sigue en terapia, al momento de este texto, pero ha llegado a un proceso de darse cuenta y se manifie3tsa claramente aliviada y reconfortada.

3.3.5 Autosabotaje

Estás a punto de conseguir ese trabajo, de terminar ese libro, de ingresar a ese programa, de obtener ese título y justo haces algo que lo manda todo al trasto, luego te sientes mal por ser incapaz de lograrlo y te justificas en la misma supuesta incapacidad. Así más o menos es esa conducta del auto sabotaje. Eres tú, tu peor enemigo, siempre listo para arruinarte a ti mismo.

En algún momento ocurrió un evento recordado o no que incluyo un "fracaso", desde entonces cada vez que intentas algo nuevo pasas por una especie de ambivalencia entre el deseo de logro y la ansiedad que experimentas a medida que te acercas al objetivo, en un momento determinado no puedes más y haces algo que lo arruina; parece algo imposible de imaginar, pero resulta que de alguna forma prefieres fracasar ahora que arriesgarte a hacerlo al final, porque eso sería más doloroso.

En conformidad con lo antes expuesto, sucede que crear un área segura, una zona de confort que no es para nada satisfactoria, pero es en apariencia menos dolorosa que el fracaso en la meta.

Por ejemplo, conocemos a alguien que nos parece maravilloso, iniciamos una relación, el asunto parece que va en serio, esa persona nos dice que nos ama y quiere pasar la vida con nosotros y... bueno justo allí hacemos algo terrible que arruina todo y no logramos entender por qué somos tan torpes. No es que seamos torpes, solo que el miedo interno a un fracaso posterior cuando todo sea más serio, más bello, más profundo es para nosotros peor que ponerle fin ahora mismo. Mejor un dolor pequeño, ya que uno gigante luego. Pero no hay evidencia de que luego sea peor, en realidad estamos actuando basados en ignorancia, impelidos por pensamientos oscuros que carecen de evidencia, pero controlan como nos sentimos y actuamos.

Tomar decisiones que nos obstaculizan, nos ponemos nuestras propias trabas, esto es autosabotaje.

Algunas características de las personas que se autosabotean son:

a) Baja autoestima.

Pensamientos asociados "No soy capaz de lograrlo", "No tengo lo que hace falta" "nadie cree en mí"

b) Creencias limitantes.

Pensamientos asociados: "no merezco el éxito", "no soy suficientemente bueno" "A nadie le va a gustar".

c) Dificultades para priorizar objetivos

Pensamientos asociados: "¿realmente quiero esto, pero si no hago esto otro quien lo hará?"

d) Falta de motivación

Pensamientos asociados: "No sé, me gustaría hacerlo, pero ¿para qué?, ¿qué gano?"

e) Sobre exigencia

Pensamientos asociados: "Así no es suficiente, a esto le falta más." "Debería dar más" "Aún no es perfecto",

f) No sabemos qué es lo que verdaderamente queremos

Pensamientos asociados: "¿Realmente quiero hacer esto, me gusta, pero y si después no quiero o ya no me gusta?"

g) Los objetivos son impuestos por terceras personas

Pensamientos asociados: "Mi pareja quiere que haga esto, pero no tengo ganas" "Mi madre quiere que sea doctor, pero no sirvo para eso de verdad me molesta"

h) Miedo al fracaso

Pensamientos asociados: "¿Y si me va mal, que van a decir los demás, que voy a hacer si no lo consigo?"

i) Miedo al cambio y a salir de nuestra zona de confort

Pensamientos asociados: "Esto bien así, no tengo mucho de qué preocuparme, ¿para qué arriesgarse a algo que no sé cómo puede salir?"

j) Miedo a no cumplir las expectativas de los demás

Pensamientos asociados: "¿Y si lo que hago no les gusta?" "¿y si piensan que mi trabajo es malo?"

Formas en que se manifiesta nuestro autosabotaje

a) Iniciar muchas cosas y dejarlas de lado, abandonarlas, no acabar ninguna. Se sustenta en el miedo a fracasar; si no acabas lo comenzado no hay posibilidad de fracasar y se evita la posibilidad de no estar a la altura de las exigencias del éxito.

b) Procrastinación no es otra cosa que posponer las cosas. Uno posponer las cosas que debe realizar necesariamente priorizando por más atractivas. Es el muy corriente y se sustentan en el miedo al resultado final porque si ponemos nuestro esfuerzo y dedicación y falla, sentiremos que no somos capaces, competentes. Resulta más seguro no investir esfuerzo ni tiempo y evitar el fracaso.

c) El perfeccionismo, en la constante búsqueda de perfección se esconde un miedo al fracaso, si jamás está perfecto, entonces no está terminado y no hay que arriesgarse a que fracase, nunca se acaba, nunca es suficientemente bueno.

d) Excusas: el miedo al riesgo que implica realizar algo puede llevarnos a siempre buscar excusas, por ejemplo, la falta de dinero, de tiempo, de habilidades, etc.

Superando el autosabotaje.

Al igual que los otros padecimientos, el método inicia identificando los pensamientos obstaculizantes, y se utiliza con ellos el método DRDA seguido del VTC.

Desplazamiento: Tomar el pensamiento oscuro y reemplazarlo por uno contrario.

Repulsión: Reflexionar sobre todos los aspectos negativos de mantener esos pensamientos oscuros.

Desestimación: identificar esos pensamientos como algo intrusivo que no es nosotros ni nos define, que debe ser observado y dejado ir.

Análisis de base: análisis del origen de esos pensamientos identificando la causa, generalmente identificada en un pensamiento más profundo de carácter central o una creencia que puede ser contrastada con la realidad y ser reemplazada por una nueva creencia por medio del V.T.C.

V.T.C.

Visualización: Durante el ejercicio diario de atención plena, imaginar y visualizar el acto de realizar lo que se pretende, con todos los escenarios posibles a fin de que durante este ejercicio se manifiesten los pensamientos obstaculizantes y trabajarlos.

Teatralización: es un punto intermedio entre visualización y confrontación, consiste en teatralizar a solas o con un asistente los actos que se buscan o pretenden realizar, o explicar los proyecto o presentar los avances, etc.

Confrontación: Realizar pequeños proyectos, sencillos y pedir ayuda para tener apoyo, determinarlos a fin de romper los patrones y luego pasar a proyectos mayores.

3.4 Los pasos del psicodhamma

A la hora de facilitar a un sujeto o en el desarrollo del modelo propuesto de intervención, al que denominamos psicodhamma se nos presenta una dificultad que consiste en no saber exactamente por donde comenzar, a modo de analogía útil para comprender esta dificultad podemos recurrir al símil del cubo Rubik.

Si al intentar resolver el puzle no seguimos ninguna metodología, podemos pasar días y días sin llegar a resolverlo, es cierto que algunas personas rápidamente descubren un método adecuado, pero no es necesario esperar a que el facilitador o el receptor del psicodhamma descubran por sí mismos la forma de aplicarlo, es mucho más practico exponer los pasos iniciales necesarios para ayudarles en el desarrollo, no obstante, no deben entenderse estos pasos como normativos, sino como recomendaciones que nacen de la experiencia y de la propia causalidad.

Resulta evidente, por ejemplo, que antes de iniciar cualquier proceso el receptor asuma que padece un cuadro de disfunción conductual o de emociones displacenteras, sin este paso no puede continuar, entonces aun cuando no es normativo es altamente recomendable aplicarlo y la experiencia con el tiempo podrá brindaros pasos intermedios o atajos en algunos aspectos.

Antes de exponer los pasos es necesario mencionar que en S.O.V contiene también sus pasos que son vinculantes, y en este caso lo que exponemos es el abordaje desde la primera sesión y lo que el receptor debe desplegar a fin de poder desarrollar finalmente la metodología del SOV como herramienta que finalmente le lleva a la autogestión.

3.4.1 reconocer el problema.

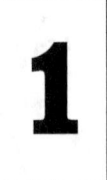

El primer paso es reconocer que se tiene un problema, que hay un estado insatisfactorio, una conducta inadecuada, un miedo, una ansiedad, una psicopatología que nos causa malestar y que estos problemas escapan de nuestra capacidad de gestión.

Cuando el receptor logra comprender que tiene un conflicto que le dificulta el día a día, ya sea en forma de conductas inapropiadas, de emociones negativas, de incapacidad de gestión y otros, entonces se dice que ha adquirido la visión correcta, y es impulsado por esta visión que se acerca a un profesional de la psicología, psiquiatría o en nuestro caso a un facilitador de psicodhamma.

A veces ocurre que en su desesperación por ayuda acude con personas que intentan resolver la dificultad por medio de magia, supersticiones, creencias en seres divinos y similares, esto puede servir a ayuda momentánea, como una especie de catarsis a corto plazo, una válvula de escape a la presión que el paciente lleva consigo, pero no es una propuesta que lleve a una sanidad de largo plazo por que no ofrece ninguna reestructuración profunda de las formas en que el sujeto piensa y actúa.
Si la persona llega a consultar a un facilitador de psicodhamma es importante que éste inicie por escuchar el motivo de consulta.

El proceso de intervención por parte del facilitador en este paso consiste ayudar a quien vive la experiencia de sufrimiento a reconocer claramente el estado de insatisfacción que a veces se presenta como nebuloso u obvio, pero no se observa en detalles. Para ello puede hacer uso de recursos como la mayéutica que consiste en llevarlo por medio de un dialogo dirigido a descubrir por sí mismo los distintos aspectos de su malestar. También está el análisis de base descrito en otros apartados del libro, la observación de las propias sensaciones y percepciones usando técnicas de satipatanna.

Todas estas herramientas llevan a una observación directa de los malestares a fin de que se vuelven claros, esto resulta relevante porque pudiendo ver con claridad las distintas molestias ya sea en formas de conductas u emociones el receptor puede finalmente observar las causas de estas.

3.4.2 comprender las condiciones

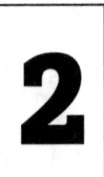

El segundo paso es comprender que de la misma forma en que han creado las condiciones para el surgimiento de conductas perjudiciales por medio de causas y condiciones, estas deben tener una solución, que consistirá en remover las causas que originaron la condición en primer lugar.

Además, confiar que hay un conocimiento posible de las causas del problema y que esté conocimiento

> nos inviste de la capacidad de enfrentar con éxito la búsqueda de bienestar.

Al igual que en el punto anterior, el facilitador, guía al receptor a fin de que éste quede en condiciones de observar por sí mismo que el padecimiento obedece a un evento concreto generalmente de tipo traumático y que se asocia a una conducta que en general es evitativa; dicho de otro modo, que busca en primera instancia evitar la repetición del evento traumático, pero que en general derivan en más padecimientos. Por tanto, el padecimiento es condicionado.

Si bien no resulta posible modificar el evento original, el receptor puede modificar su conducta. Es importante que el sujeto comprenda desde el inicio que no está en su poder alternar el evento traumático que dio origen a su padecimiento, Sin embargo, si está en capacidad de decidir qué hacer con ello y el psicodhamma le da las herramientas para gestionar de forma hábil su conducta y como consecuencia modificar los futuros estados emocionales subsecuentes.

Nuevamente las técnicas serán mayéutica, análisis de base, la observación de las propias sensaciones y percepciones usando técnicas de satipatanna, en esta etapa se dan los primeros pasos en la aplicación de las técnicas de D.R.D.A, A.R.C.M y V.T.C. cada una de ellas ofrece diferentes perspectivas y posibilidades a tomar en cuenta al momento de elegir una, las aplicaciones de cada una se encuentran en el capítulo tres de este libro.

En esta etapa el facilitador lleva al sujeto a realizar una introspección donde repasa las conclusiones de los pasos previos y modifica sus pensamientos irracionales que pueda tener con relación a la existencia de su padecer, de sus causas y de la lógica que removiendo las causas el padecimiento debe ceder. Para ello tras reconocer los pensamientos irracionales que sostienen el proceso patológico, se guía al sujeto al conocimiento y uso de la técnica de desplazamiento, repulsión, desestimación y análisis de base" D.R.D.A.

3.4.3 Confiar en la propuesta

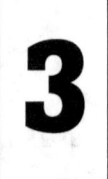

Tercer paso Resolvemos confiar en la propuesta del psicodhamma y el apoyo del guía (psicodhammista) accediendo completa y totalmente a realizar los pasos indicados, buscando siempre una verificación empírica de los mismos y sus resultados.

Tras la confirmación inicial de reestructuración cognitiva con el uso de D.R.D.A / A.R.C.M y/o V.T.C. el sujeto puede dar un paso de confianza que nace de un proceso de verificación parcial. Tras está verificación parcial, surge en el receptor un aumento de la confianza en su facilitador y en el método propuesto. Es aquí donde resuelve confiar completamente en el resto del proceso, aun cuando de momento no tiene una verificación completa del mismo y sus resultados.

Lo anterior es similar al caso del médico y su paciente, el primero hace un diagnóstico y explica las causas probables, si el paciente puede observar, aunque sea muy superficialmente que lo que el medico explica tiene justificación y bases, decide confiar en el tratamiento. Esta confianza resulta vital.

Es indudable que nadie sigue un tratamiento sino confía en su eficacia, aun cuando no tenga una evidencia total de sus resultas, ya que esta evidencia solo se presentara al final del tratamiento, pero ira incrementándose poco a poco a medida que los resultados esperados se hacen evidentes.

Es importante que el facilitador explique al receptor que el modelo propuesto es de corto mediano plazo y no se espera que permanezca en consulta por años, sino que en pocas sesiones se vaya volviendo autosuficiente en la gestión de sí mismo.

3.4.4 auto examen

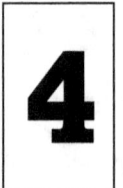

Cuarto paso hacemos un sincero y minucioso auto examen. Admitimos ante nosotros mismos la naturaleza exacta de nuestras conductas disfuncionales y los pensamientos y creencias irracionales que les dan sustento, sin buscar soslayar la responsabilidad que tenemos ante ellos.

Una vez que el sujeto ha tomado la resolución de confiar en el facilitador y el método, debe iniciar un proceso de análisis profundo, esto es recurrir por medio de la atención plena a una introspección cada más profunda que le permita identificar y aceptar todos y cada uno de sus pensamientos irracionales, creencias infundadas y conductas disfuncionales. Nuevamente satipatanna es la herramienta base, así mismo el uso de D.R.D.A.

Se recomienda que el receptor haga una lista escrita de todo lo que va descubriendo y que le ayudará con esta tarea.

3.4.5 Determinación e intención.

Quinto paso, determinamos firmemente mantener una intención correcta que consiste en el abandono de toda intención de causar daño a terceros y a nosotros mismos. Así mismo implica reconfigurar nuestros pensamientos a fin de que calcen con la realidad, aceptando lo que es tal como se presenta sin sobredimensionar o subestimar las circunstancias.

A las técnicas previas el facilitador guía al sujeto para desarrollar las técnicas de visualización y teatralización V.T.C, como un modo de confrontación y modificación de actitudes e intenciones erróneas.

Esta etapa es de vital importancia, cuando el receptor asume el compromiso del abandono por las intenciones de hacer daño, entonces inicia un proceso que le pone en capacidad de observarse a sí mismo y sus motivaciones pudiendo intervenir sobre ellas, en otras palabras, implica un inicio de reconfiguración cognitiva en forma activa.

3.4.6 Determinación y lenguaje

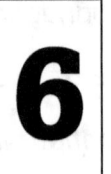

Sexto paso determinamos el uso de un lenguaje coincidente con la intención correcta, siendo esto verdadero, oportuno y libre de agresividad.

En esta con ayuda del facilitador y usando la técnica de V.T.C. El receptor se entrena a sí mismo en el uso de un lenguaje acorde con la intención correcta, por ejemplo, al visualizar y teatralizar circunstancias donde en otras ocasiones pudo tener un lenguaje agresivo o inapropiados propio, por ejemplo, de una conducta pasivo-agresiva. Puede efectivamente modificar su forma de respuesta, ajustando está a las intenciones correctas.

3.4.7 Determinación y actividad física

Séptimo paso determinamos la participación en actividades físicas acordes a la recta intención, honestas y enfocadas en una actividad saludable que resulta beneficiosa tanto a nosotros como al otros.

En este paso y con ayuda del facilitador, utilizando la técnica de V.T.C., el receptor se entrena a sí mismo en el ejercicio de respuestas conductuales fiscas acordes con la intención y el lenguaje correcto, por ejemplo: Al visualizar y teatralizar circunstancias donde en otras ocasiones pudo tener un lenguaje corporal agresivo, evasivo u otro inapropiado. Puede efectivamente modificar su forma de respuesta, ajustando está a las intenciones correctas. Un caso típico de esta etapa se ve en el caso descrito en el punto 3.3.3. Fobia a las alturas" pagina 130 de este libro.

3.4.8 Atención consciente y análisis

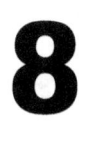

Octavo paso, permanecemos atentos y conscientes, realizando un permanente análisis de nuestros

> *estados psicoemocionales, pensamientos, palabras y acciones a fin de reajustar los al modelo adoptado.*

A través de los años vamos convirtiendo nuestras conductas inapropiadas en hábitos que con el tiempo simplemente surgen en los momentos detonantes por la fuerza de la costumbre y sin la participación de un acto consciente claro. Las llamamos disconcientes; están allí a la vista, pero no estamos prestando atención a los detonantes ni a la conducta misma.

En esta etapa el facilitador guiara al receptor por medio de la práctica de satipatanna a realizar un proceso de evaluación de estado de ánimo, pensamientos y conducta en forma continua, más allá de la practica concreta de autobservación que se realiza cuando se ejercita la meditación.

Este proceso puede resultar agotador al inicio por eso hay que realizarlo intercalando adiestramientos sencillos. A modo de ejemplo cuando el receptor durante el día cada cierto tiempo realiza un breve ejercicio de análisis en tres pasos.

a) ¿Dónde estoy?

Este punto ayuda al receptor a establecer una ubicación de acción, el lugar donde se encuentra forma parte del contexto en que actúa, el ser humano es contextual y el ambiente le condiciona, le motiva o no a realizar ciertas acciones.

b) ¿Que estoy haciendo?
Tras identificar el lugar de acción observa la acción misma que realiza, y la somete a un breve análisis de si se basa en un acto reflejo disconsciente que causa o mantiene estados de displacer o por el contrario están dentro de la conducta hábil que se busca desarrollar. Dependiendo del resultado el receptor quedan en condiciones de modificar la conducta de forma consciente.

c) ¿Como me siento en este momento?
Esta pregunta evidencia el cómo nos sentimos lo que nos lleva a verificar si la conducta que estamos manteniendo en este momento y lugar es un reforzante de nuestro estado de ánimo, sea este placentero o displacentero.

3.4.9 Comprensión y aceptación de la realidad

Noveno paso, comprendemos y aceptamos que no hay una fuente mágica o amuleto que pueda realizar este proceso por nosotros y debemos hacerlo con disciplina, con esfuerzo constante, de la misma forma en que se desarrollan los músculos con ejercicio y perseverancia.

El facilitador ayuda al receptor a comprender que los cambios que busca desarrollar solo pueden realizarse con esfuerzo, atención, persistencia y disciplina y no pueden ser confiados en medios supersticiosos, ni en milagros o en algún poder oculto que se pretende tiene el facilitador, en todo sentido es el receptor el gestor de su propio desarrollo.

3.4.10 Reconocimiento de la propia responsabilidad y retroalimentación.

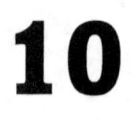
Decimo paso, reconocemos que somos responsables de nuestro proceso y participamos al guía de nuestros avances y retrocesos con honestidad a fin de reajustar las prácticas.

Este paso constituye una retroalimentación, es un regreso al paso 4 en tanto que parte de un análisis profundo para evaluar nuestro progreso, descubrir que avances hemos tenido.

El facilitador mantiene una actitud constante de escucha sin juicio, su labor no es juzgar el progreso del receptor sino de llevarle a ver por sí mismo que puntos aún no ha explorado y cuales puede potenciar siempre basado en el siguiente enfoque de acción.

Capítulo 4: Análisis breves sobre aspectos varios.

4.1 "Yo, soy rebelde porque el mundo me hizo así".

Y otros diálogos internos tóxicos.

Muchos, al leer el título, si son mayores 30 años, posiblemente recuerdan la canción a la que alude el fragmento de texto; vamos a usar esa pequeña parte para hablar de un tema que resulta muy interesante de analizar sobre la conducta y algunos aspectos de evasión.

A veces usamos el argumento "este soy yo", "así soy", "el mundo me hizo así", "la vida me formó", "ustedes me obligaron"... Y un largo, etc. Este tipo de frases son una excelente excusa para no hacernos cargo de nosotros mismos y nuestras conductas inapropiadas. Demos una mirada más profunda.

Una persona que sufre alguna psicopatología de emocional asociada a una conducta disfuncional a su vez puede sufrir al desconocer si esta psicopatología es resultado de un evento que es su culpa, a raíz de esto busca establecer un culpable; hay dos estados insatisfactorios a la vista: el de la conducta con su componente displacentero en sí y otro que se origina de la ambivalencia de no saber a quién atribuir la culpa de su conducta y los problemas que le genera.

Si la persona establece que su conducta se origina en un trauma que no es su culpa, dependiendo de si esto es asimilado de forma adecuada o no, puede convertirse en un nuevo argumento, no para superar su conducta inapropiada, sino solo para justificarse ante los demás mientras continúa manteniendo la misma, después de todo "es así, porque el mundo lo hizo así", por lo tanto, no es su responsabilidad y no tiene que hacerse cargo.

Lo anterior resulta irracional, ya que, aunque no sea su culpa el trauma que da origen a la conducta disfuncional, esta sigue causando problemas tanto para sí como para los que le rodean, y es correcto sostener que la conducta subsecuente si es su responsabilidad, así como las consecuencias que derivan de esta.

Si la persona comprende que su conducta es su responsabilidad, entonces queda finalmente capacitada para trabajar sobre ella, modificando la estructura de sus pensamientos, ya que estas dan soporte a las conductas y con ellas a los estados psicoemocionales displacenteros derivados.

¿Pero cómo se gestiona lo anterior? Modificando la estructura dialéctica, esto es, reconfigurando como pensamos con respecto al o los eventos traumáticos que dan origen a nuestra conducta disfuncional y sobre todo a la responsabilidad que tenemos con lo que hacemos al respecto. Al hacer lo anterior nos hacemos cargo de nuestra conducta y las emociones asociadas, por lo tanto, en vez de conformarse con "ser así", porque no es su culpa, puedes en efecto modificar tanto su conducta como los estados psicoemocionales que derivan de ella.

Es muy fácil vivir diciendo "no es mi culpa que sea violento, egoísta, celoso, amargado y otros". Y no cambiar, pero el costo es mayor que enfrentar el viaje de hacerse cargo y responsable de uno mismo.

4.2 La identificación como construcción de la estructura de sufrimiento.

Definición de conceptos:

> **Estructura:** Conjunto de factores que dan forma, permiten y mantienen la experiencia de insatisfacción.
>
> **Identificación:** relación entre sujeto, objeto y sus cualidades.
>
> **Insatisfacción:** experiencia displacentera que experimentamos a diferentes niveles que van desde un leve malestar e inconformidad a un sufrimiento intenso e inmovilizante.
>
> **Objeto:** cosa, persona o pensamiento con el cual podemos establecer una relación circunstancial o de identificación.
>
> **Trauma:** proceso producto de un acontecimiento sobre el que no tenemos control, nos perturba y como consecuencia experimentamos la Insatisfacción.

Imaginemos la construcción de un edificio; cuando el cemento se relaciona con las varillas de hierro y otros elementos de construcción, entonces, poco a poco, emerge una estructura a la que llamamos edificio. Según sea la forma y uso será casa, oficina, hotel u otro. De igual manera, cuando establecemos una relación determinada con los objetos mentales o físicos, externos o internos en el sentido de una identificación, entonces emerge una estructura que da sustento al sufrimiento o insatisfacción.

La identificación es el medio por el cual construimos una idea de "yo" a través de la relación con los objetos y sus cualidades. Cada vez que una de estas cualidades o relaciones de objeto resulta traumática, entonces se produce un proceso de insatisfacción, veamos unos ejemplos:

> "Yo soy médico cirujano", ser cirujano es una cualidad de objeto, no es una naturaleza implícita, puede suceder que me enferme de Parkinson o tenga un accidente y nunca más pueda ejercer, entonces si ser cirujano es mi foco de identidad entonces al no poder serlo más (trauma); sufriré.

Solemos tener procesos muy profundos de identificación con lo que hacemos para vivir: soy profesor, soy músico, soy, soy, soy... o con cualidades derivadas de relaciones con los otros:

soy padre, esposo, hijo... Pero nada de eso es fijo y estable, puede cambiar y si la estructura de nuestro yo depende de esas relaciones, al percibir el cambio y sobre todo al resistirlo, oh dolor, oh sufrimiento.

A veces el problema se origina al no poder tener una relación con algo deseado, qué nos da sustento de identificación: título, reconocimiento, recursos, fama... En otras ocasiones es no poder impedir el perder algo con lo que ya establecimos un proceso de identificación: pareja, relación de amistad, relación laboral, fama...

Existen otras formas en el proceso de identificación que pueden ser igualmente terribles. Por ejemplo:

> Me identifico como siendo blanco, de cierta etnia, de cierto estatus y siento empatía por el sufrimiento de mis semejantes muertos y torturados a manos de personas ajenas a esta identificación, pero me resulta difícil ponerme en el lugar de ellos cuando son las víctimas de mis semejantes.

Similar al caso anterior sucede si me identifico como siendo hombre (no se trata de no asumir de qué somos biológicamente tales, sino del definir el yo en función de ello), entonces siento empatía por el sufrimiento de mis semejantes, muertos, golpeados o engañados a manos de mujeres, pero se me hace difícil ponerme en el lugar de las mujeres, golpeadas, abusadas a manos de hombres abusadores.

Cada vez que me identifico como parte de un bando, cultivo empatía fácilmente hacia mi bando y endurezco mi mente hacia los demás. Esto es un caldo de cultivo para la violencia y perpetúa el sufrimiento.

En el fondo se encuentra la base primordial qué da origen toda esta masa de sufrimiento, es la identificación con los procesos sujeto+objeto sensorial de deseo; el goce y la obtención de placer en forma desmedida constituyen la fuente más corriente y profunda de insatisfacción.

¿La solución? Cortar la identificación, si usted actualmente es cirujano piense así, ser cirujano no es lo que soy, es lo que hago, mañana puedo hacer mesas u otra cosa. Lo mismo con las demás relaciones objétales.

4.3 ¿Por qué la gente cree en brujería?

Partimos de la posición filosófica de que no existe la brujería y nadie tiene poderes mágicos capaces de hacer que tengamos mala suerte, nos abandonen o perdamos el trabajo. Tampoco que todo nos salga mal, nos enfermemos mentalmente y/o muramos a causa de esta.

A pesar de lo anterior, millones de personas en el mundo tienen tales experiencias que asocian a maldiciones de brujos o demonios. Es justamente esta experiencia real y empírica de la gente la que les hace creer que después de todo hay tal brujería y maldiciones. Tenemos una explicación para este fenómeno.

Primero: aquello que creemos, afecta el discurso que nos decimos. Si creo que me han maldecido, mis pensamientos se configuraran en dependencia de estas creencias, por ejemplo: "me han hecho brujería, voy a perder a mi pareja, o voy a enfermar".

Segundo: El discurso que nos decimos afecta nuestra conducta. Por ejemplo: si creo que voy a enfermar, posiblemente tendré conductas obsesivas asociadas a la ansiedad, ante la posibilidad de enfermar y me llevarán dis-conscientemente a sentirme enfermo y realizar conductas reafirmantes, y así una escalada hasta efectivamente enfermar, caer en pánico y hasta la posibilidad de morir. Lo mismo con la pérdida de trabajo o de pareja.

No es que el brujo o la maldición tengan poder, es que les damos ese poder al modificar nuestra estructura de pensamientos y conducta para ajustarla a una creencia irracional. El brujo más que brujería hace psicología perversa. Para protegerse de ello debemos aprender, conocer cómo funciona nuestra mente, como se construyen y modifican las conductas a través del establecimiento de las tendencias subyacentes o pensamientos centrales.

Si modificamos nuestro sistema de creencias, la maldición o brujería no sirve de nada. ¿Podemos aprender algo más de esto? Sí, que las creencias irracionales que tenemos pueden llevarnos a pensamientos y conductas que pongan en peligro hasta nuestra propia vida, por lo tanto, de la misma forma, el establecer sistemas de creencias sanos, racionales y realistas pueden mejorar nuestra vida y disminuir nuestras dificultades actuales, incluyendo nuestros estados psicoemocionales.

4.4 Factores de origen en los estados insanos; consecuencias psicoemocionales.

De acuerdo con el psicodhamma y al igual que con el Buddhadhamma se observan tres factores que a su vez pueden ser subdivididos en otros, pero para los propósitos de este texto es necesario concentrarnos en los aquí expuestos.

> **El primer factor** se refiere a la ignorancia, esta es la causa más profunda del proceso de emergencia del sufrimiento, por lo tanto, la recta visión sobre el sufrimiento, su causa, cese y realización del sendero que conduce al cese es su cura.

> A modo de ejemplo, usted siente ansiedad, en primera instancia ignora la raíz de donde surge este estado perturbador, ignora el mecanismo por el cual se mantiene e ignora la forma de superarla. Pero cuando

comprende como sus pensamientos la alimentan y la forma de modificar esos pensamientos, entonces puede, gracias a este conocimiento, modificar la conducta y el cómo se siente.

El segundo factor es la avidez, está uno de los tres factores del sufrimiento más corriente, en general todos estos en mayor o menor medida ligados a la avidez.

Cuando nos obsesionamos con algo que queremos, nos apegamos de forma insana a que lo que queremos sea de una forma que muchas veces no es posible, entonces experimentamos insatisfacción, otras veces simplemente al lograr lo deseado, la insatisfacción reaparece porque hemos convertido la avidez en sí misma en el motor de búsqueda de sensaciones en vez de un medio que nos dirige a un objeto dado, como resultado el objeto pierde valor en cuanto se logra y lo aumenta en tanto resulta imposible.

Dependiendo de la intensidad con que establezcamos ese aferro es que se manifestara nuestro sufrimiento o insatisfacción en mayor o menor intensidad. Si aprendemos a no actuar impelidos por la avidez, no tenderemos a formar los estados insanos asociados.

El tercer factor es la aversión, hablamos del rechazo que sentimos por objetos que en realidad no podemos evitar, que están fuera de nuestro control. Al igual que la avidez, es una forma de identificación donde pretendemos que lo otro de alguna forma obedezca a nuestros deseos.

Hay indudablemente una expresión de narcisismo en la dualidad avidez/aversión.

Retornando al primer factor de la ignorancia, es evidente que avidez y aversión resultan posibles justamente por una visión incorrecta de la realidad, son, por lo tanto, inclinaciones de tipo irracional, y es posible reconfigurarlas.

1) Reconocemos que todo objeto es condicionado.
2) Al ser condicionado es transitorio.
3) Al ser transitorio tiene ausencia de un sí mismo.

Condicionado, transitorio, sin identidad estable. El sujeto es básicamente contextual. Depende totalmente del medio en que emerge.

Analice esto; dado lo anterior, ¿qué sentido tiene establecer la identificación de esto es yo o es mío?, ¿qué posibilidad real hay de un control permanente sobre los objetos?

Cuando llegamos a este entendimiento entonces no hay forma de que persistamos inútilmente en el apego insano, por lo tanto, sus consecuencias acaban.

4.5 Somos y nos precipitamos a nuestras acciones.

Las personas pensamos y esto constituye una forma hacer. En psicodhamma los actos pueden ser de tres categorías: actos mentales, verbales y físicos, todo acto que realizamos nos condiciona, entonces es correcto afirmar que, lo que pensamos nos condiciona.

De acuerdo con lo indicado en el párrafo anterior hablar también es un hacer, por lo tanto, lo que hablamos nos condiciona y lo mismo es aplicable a los actos físicos.

Podemos observar que las tres categorías descritas, al ser actos, pueden ser expresadas en forma de verbos, por consiguiente, las forma en que estas acciones se realizan constituyen conductas.

Incluso si pensamos que es el mundo el que nos condiciona y, por lo tanto, somos lo que el mundo nos hace ser, en última instancia somos lo que hacemos con lo que el mundo nos pone por delante.

De esta forma debemos entender que somos lo que hacemos, somos nuestra conducta y nos volveremos herederos de nuestros actos, hijos de nuestras acciones porque con ellas perpetuamos sus consecuencias.

Al comprender esto podemos modificar nuestra conducta y con ello la herencia hacia la que nos precipitamos.

4.6 ¿Debería dejar de pensar en mis problemas?

Es un hecho que los problemas no se arreglan por no pensar en ellos, pero tampoco por el acto de meramente pensar en ellos, a modo de ejemplo:

Si dejo de pensar en el problema del hambre mundial; ¿El hambre mundial deja de ser un problema?

Resulta evidente que dejar de pensar en el hambre mundial no le pone fin al problema, pero también resulta evidente que pensar en el hambre mundial; solo pensar en ello, tampoco lo resuelve.

Lo anterior aplica perfectamente a casi todos los problemas, y digo casi, porque hay problemas que en realidad se producen únicamente en nuestras cabezas como producto de pensamientos irracionales. Veamos algunos ejemplos de ambos tipos:

Tipo 1)

Si dejo de pensar en que el vecino golpea a su esposa, ¿deja de ser un problema?

Si dejo de pensar en que tengo deudas, ¿dejo de tenerlas?

Para ambos casos la respuesta es no.

Tipo 2)

Si dejo de pensar que otro me ataco, me insulto, me agredió, me lastimo con sus palabras, ¿deja de ser un problema?

Si, porque el problema en este caso está construido a base de pensamientos irracionales sin base firme, ese resentimiento que siento no lo causa el otro con sus dichos, lo origino con lo que me digo sobre las acciones del otro.

Así es como un problema no se resuelve por no pensar en él, ni se resuelva solo por pensar en él; hay que ir más allá: a pensar correctamente: ¿Cómo es esto?

Pensar hábilmente en el problema: analizar si efectivamente es un problema real, o uno que construimos a partir de pensamientos irracionales.

Comprender la causa: identificar que lo produce y sus mecanismos, por ejemplo, pensamientos intrusivos oscuros.

Realizar los pasos para ponerle fin: sí es un problema real, hacernos cargo de lo que es factible para nosotros realizar, si es uno construido a partir de nuestros esquemas de pensamiento, modificar el esquema con los métodos de psicodhamma.

En algunos casos la solución puede ser dejar de darle importancia, como cuando nos damos cuenta de que los dichos de los demás sobre nosotros son solo cosas de ellos que no tienen por qué afectarnos. Para otros casos, es tener acciones concretas, como por ejemplo denunciar la agresión a la vecina o hacer voluntariado contra el hambre.

Pensar por sí solo no es suficiente, hay que ejecutar acciones concretas.

4.7 Psicodhamma como observación consciente.

La incapacidad que tenemos de permanecer atentos y observar con cuidado nuestros pensamientos, palabras y acciones físicas constituye un grave problema y una fuente para el sostenimiento de estructuras que redundan en estados de malestar, esta falta de habilidad para observarnos nos predispone a que las circunstancias nos moldeen de igual forma a como el viento puede mover libremente las hojas caídas de un árbol.

Lo anterior resulta relevante cuando la evidencia indica que la inmensa mayoría de buenas personas pueden fácilmente ejecutar cosas perversas, si tan solo circunstancias las mueven, un ejemplo de ello se observa en el famoso y controvertido experimento de Milgram, donde cientos de buenas personas ejecutaban órdenes perversas tan solo porque una autoridad así lo pedía. El anterior no es el único caso, así mismo se observa en el experimento de Stanford donde decenas de voluntarios se volvieron sádicos, tan solo porque las circunstancias eran sádicas.

Mientras no somos conscientes de lo que nos motiva y de lo que pensamos en el instante presente, nos comportamos como hojas secas que lleva el viento a donde le da la gana, entonces nuestras acciones se tornan tan perversas como las circunstancias en que nos vemos envueltos.

Es necesario quitar el piloto automático de nuestra vida y tomar pleno control de lo que pensamos, ya que esto moldea nuestra conducta.

4.8 "El monstruo devorador de odio"

El presente cuento escrito para niños es un ejemplo de cómo es posible guiar a los más pequeños a reconfigurar sus discursos internos y actitudes por medio de ejemplos claros y asertivos de modificación de pensamientos.

Hace muchos años un bosque llamado Escararriba vivió un alcalde escarabajo que destacaba por ser muy sabio y bondadoso, un día decidió emprender un viaje de reconocimiento a las afueras del bosque cerca de la aldea del hombre, con el fin de mejorar la economía de los habitantes del bosque buscando rutas seguras al vertedero de los humanos. Por la tranquilidad de todos, encargo a las hormigas soldado que cuidaran el palacio municipal, y a los funcionarios que cuidaran del pueblo.

Mientras el alcalde estaba en su viaje llego al palacio un monstruo espantoso, su cuerpo parecía hecho de púas retorcidas y ramas descompuestas, era tan horrible que su sola presencia causaba pavor y de su cuerpo emanaba una pestilencia que hacía sentir mareados a todos. La criatura ingresó en el palacio municipal y se fue directo a la oficina del alcalde y se sentó en su escritorio. Las hormigas y los funcionarios al verlo se enfadaron y comenzaron a gritarle.

-¡Vete de aquí monstruo horrible!, ¡eres asqueroso!, lárgate, no ensucies la oficina del señor alcalde.

A medida que lo atacaban e insultaban, el monstruo iba creciendo e hinchándose y se volvía aún más espantoso y mal oliente, además arrojaba un líquido a gran distancia que irritaba y quemaba, además hacía un ruido atronador.

La desesperación de las hormigas y funcionarios por sacar al monstruo del palacio los llevo a sentir más y más enojo y desprecio por la criatura espantosa.

- ¡Que te largues de una buena vez cosa horrible!, no te queremos aquí, si no te vas te mataremos y con tus restos alimentaremos a las bestias salvajes del bosque.

El monstruo se estremeció y creció hinchándose hasta llenar la mitad del enorme salón y su pestilencia aumento arrojando gas quemante en todas direcciones, era tan terrible el olor que hasta los gusanos que vivían cerca comenzaron a vomitar.

La desesperación era tal en todo el bosque, que los sentimientos de odio y malignidad se habían esparcido contaminando el lugar. En ese clima social se encontraba Escararriba cuando el alcalde regreso. Apenas vio al monstruo en su oficina y a las hormigas y funcionarios enojados a más no poder, entendió todo en un instante y sabio como era se dirigió al monstruo de esta forma:

> - ¡Oh!, has venido a visitarme querido amigo, qué agradecido estoy, lamento mucho que no estuve para recibirte, por favor siéntete bienvenido, toma asiento

¡Puf!

El monstruo se redujo uno poco y su aspecto fue menos terrible, lo mismo su pestilencia.

> – Querido amigo, seguramente has debido viajar mucho y debes estar cansado, te mandaré a traer un poco de té y te agasajaré con buena música, luego me contaras de tus viajes si así lo deseas.

¡Puf!

Se redujo aún más, ya solo ocupaba una quinta parte del trono y su pestilencia afectaba menos.

Las hormigas y funcionarios comprendieron al fin y comenzaron a ofrecerle al monstruo palabras bondadosas, gentiles y bienintencionadas, algunos le trajeron alimentos, otros, música, uno lo abanicaba, el otro le recito un poema.

¡Puf!

El monstruo se redujo apenas al tamaño de la silla del escritorio y se despojó de una serie de palos y hojas secas que le cubrían por completo y le daban un aspecto terrible: era un insecto. Todos los habitantes del bosque se unieron al alcalde e hicieron una gran reverencia al insecto diciendo.

> - Querido amigo, has venido a probar nuestra bondad, lamentamos mucho el trato inicial, permítenos agradecerte y permítenos amarte así tal como tú eres.

¡Puf!

El insecto se despojó de los restos de su armadura terrible y en su lugar quedo un bello escarabajo bombardero. El odio, el prejuicio, la violencia, la ira, el rechazo producto de la ignorancia sobre su naturaleza explosiva y defensiva lo habían llevado a agredir a todos. Pero el amor, la bondad, la compasión, el entendimiento lo hicieron regresar a su estado natural.

Desde entonces nuestro amigo escarabajo bombardero fue bautizado como "artillero" en honor a sus asombrosas habilidades por los habitantes del bosque, se unió gustoso a las hormigas soldado y por muchos años se ocupó de cuidar las rutas abiertas por el alcalde hacia el vertedero.

Nota: el presente cuento está basado en un relato del monje budista Ajhan Braham y tomado el libro cuetos de Escararriba.

4.9 El sendero de ocho vías.
Aplicado a un ambiente laboral; extrapolable a todo entorno.

Un poco de contexto: En el libro "Introducción al psicodhamma; conceptual y aplicado". Se indica que este enfoque tiene dos posiciones, una profunda centrada en el S.O.V. sendero de ocho vías, cuyo objetivo es servir de medio de práctica y de vida permanente que lleve a una erradicación definitiva del sufrimiento y otra inmediata, circunstancial, dirigida a personas que no buscan transformar su vida en un sentido profundo, sino dar solución a sus padecimientos psicoemocionales inmediatos, está última es el enfoque psicoterapéutico del psicodhamma. Este texto trata del enfoque profundo. Aplicación práctica del S.O.V. en la vida laboral. Supongamos que trabajamos en atención al cliente, a veces llegan clientes enfadados, enojados, furiosos y despectivos. Vamos a actuar conforme al S.O.V., que se compone de 8 aspectos.

1) Recta visión: lo primero es asumir desde el inicio pre evento, que es posible y esperable que en nuestra actividad diaria tengamos una interacción con una persona que producto de su sufrimiento tendrá una conducta agresiva o pasivo-agresiva.

Asumimos esto como algo que puede pasar y no rechazamos la eventualidad. Esto nos permite estar mentalmente preparados para mantener los pensamientos, palabras y acciones adecuadas.

Gracias a lo anterior comprendemos que en esa persona está presente la insatisfacción, comprendemos el origen de esa insatisfacción en su apego carente de una visión adecuada que se expresa por medio de la dualidad avidez/aversión. Con lo anterior en mente, comprendemos como podemos ponerle fin y que debe hacerse al respecto. Actuaremos con el fin de ayudarle de la siguiente forma:

a. Entiendo que se conduce impulsado por su malestar psicoemocional.
b. Entiendo que ese malestar no es su identidad, sino el resultado de una identificación inhábil con respecto a algo que está fuera de su control
c. Comprendo que mi reactividad puede dar confirmación a su ansiedad o impulsividad, por lo tanto, aplicó las cuatro moradas sublimes.

d. No me identifico con sus acciones y palabras como esto es mío o yo.

2) Recta intención: Renunciamos a responderle con violencia, renunciamos a querer hacerle daño y actuamos con la intención decidida y enfocada de ayudarle a superar su malestar, ayudarle a tomar control de sus emociones.

3) Recta palabra: Le hablamos con bondad, con la verdad, con oportunidad, sin chismes, sin dobleces, con paciencia y generosidad.

4) Recta acción: Actuamos para con esa persona impelida por el deseo de ayudarle a sentirse mejor, a superar su enfado y comprender una mejor forma de lidiar con su estado emocional. Hacemos que nuestras acciones sean el ejemplo

5) Recto esfuerzo: Aplicamos todo nuestro esfuerzo únicamente en realizar la conducta correcta.

6) Recto medio de vida: No buscamos engañarlo ni aprovecharnos de su condición para darle un servicio deficiente, somos honestos y justos en nuestro trato, si algo hemos hecho mal o si alguno de nuestros productos ha salido mal, nos disculpamos y damos una solución inmediata.

7) Recta atención consiente: permanecemos atentos, enfocados en la necesidad del cliente, en cómo actúa, en como habla, en cómo reacciona, así mismo en cómo nos sentimos al respecto, eligiendo conducirnos de forma hábil y empática.

8) Recta unificación: así como nuestros pensamientos son bondadosos y están plenamente conscientes al momento presente, de la misma forma, nuestras palabras y acciones van en la misma dirección, de forma tal que no hay disociación entre lo que pensamos, hablamos y hacemos.

Esta es una forma corriente, del día a día, de aplicar el S.O.V. Aplique esto a clientes, empleados, empleadores, hijos, vecinos y otras circunstancias, el resultado es más profundo y de fondo que tan solo ocuparnos de patologías aisladas

4.10 La vacuidad y su aplicación psicoterapéutica.

El concepto de vacío (anatta), es central dentro del esquema de pensamiento budista, en algún momento el Buddha sostuvo que el mundo estaba vacío. ¿En qué sentido el mundo es vacío?"

Está vacío porque carece de ser y de cualquier cosa que pertenezca al ser.

¿Y qué significa que carece de ser? Significa que no existe ningún aspecto fijo, que existe por sí mismo y es independiente de otros fenómenos, o lo que es igual, significa que cualquier fenómeno existe en dependencia de otros que le componen y no por causa de un ser que existe por sí mismo.

De lo anterior se desprende que el ojo, las formas, la conciencia del ojo, el contacto del ojo, cualquier sensación producida por el contacto del ojo, sea placentera, desagradable o neutral, es carente de ser y de lo que pertenece al ser. Lo mismo ocurre con todos los sentidos e incluso con la mente en su aspecto de pensamientos y consciencia de sí.

Es por eso el mundo se dice es vacío.

Ahora podría preguntar no sé para qué sirve todo esto. Si nosotros reconocemos que cualquier fenómeno interno o externo es vacío, entonces entendemos que por virtud de esta ausencia de ser el fenómeno en cuestión necesariamente es transitorio. Si nosotros podemos interiorizar está transitoriedad, entonces conocemos, comprendemos, aceptamos y esperamos que cualquier cosa existe, es o nos ocurre, incluyendo relaciones de cualquier tipo, necesariamente deben en algún momento terminar. Al aceptar esto cualquier posible sufrimiento que deviene de ese cambio no sucederá o sucederá de forma no movilizante.

Dicho de otra forma, a diferencia de una persona que se aferra a que las cosas no cambien y que al entrar en negación cuando algo cambia, puede incluso caer en depresión, y mientras no han cambiado teme que las cosas cambien y se pierdan, sufre de angustia. El que ha llegado al conocimiento y aceptación desde el inicio no pasará por esos dos tipos de sufrimiento.
Esta es la aplica psicoterapéutica del conocimiento y comprensión de anatta (vacío)
Vaya y para ti qué es la comprensión para trascender el sufrimiento.

Psicodhamma, conceptual y aplicado

5 glosario

A.R.C.M (Análisis, restringir, confrontar, modificar). Es la técnica de intervención para modificación de patrones erróneos de conducta, inicia con el análisis de base usado en D.R.D.A, ya que primero es necesario una visión profunda del motor que origina la conducta, continua con un ejercicio de restricción de la conducta seguido de una confrontación sistemática que culmina en la modificación de la conducta irracional cambiando los estados emocionales asociados.

Análisis de base (técnica): consiste en observar los pensamientos irracionales automáticos y seguir la secuencia de condicionalidad hasta llegar a la raíz que los origina en su forma de pensamiento central, a fin de someter a evidencia su veracidad, el acto de ser capaz de darse cuenta de su irracionalidad lleva al paciente a iniciar un proceso profundo de reestructuración cognitiva. Confortar, técnica de intervención de ARCM, consiste en enfrentarse al objeto que nos causa el impulso de evasión y nos hace actuar irracionalmente, por ejemplo, al objeto de fobia, al objeto que dispara la ansiedad y otros. La forma de hacerlo es gradual, utilizándolas técnica visualización, imaginación y exposición real.

Atención plena: Es tanto el entrenamiento en el desarrollo de las capacidades de atención como la propia atención desarrollada, su objetivo es darnos la habilidad para ver directamente aquellos pensamientos disconcientes que dan origen a nuestras conductas formando los estados psicoemocionales disfuncionales que se buscan cambiar. También como objetivo servir de herramienta para realizar la reconfiguración cognitiva, los ejercicios de exposición, visualización y teatralización.

Conducta: se refiere a las acciones que tiene un componente cognitivo, pueden ser estas de tipo mental (pensamientos), verbal o físico. En psicodhamma se usa también el termino kamma en un sentido de acción-cognitiva.

D.R.D.A (Desplazamiento, repulsión, desestimación y análisis de base) es una técnica de reconfiguración cognitiva cuyo fin es apaciguar pensamientos irracionales.

Darse cuenta: Cuando por medio de la atención plena, el análisis de base y otras técnicas el sujeto llega a ver de forma directa que es eso que forma la raíz que es causa de su estado de perturbación, este proceso se llama darse cuenta y constituye en si mismo un momento crucial en el cambio de la estructura cognitiva del receptor que le lleva poco a poco a superar su estado de displacer.

Desestimación (técnica): consiste en observar el pensamiento irracional como algo que es ajeno, sin establecer una identidad con este, reconociéndolo como algo pasajero que no es ni constituye el yo.

Desplazamiento: consiste en reemplazar de forma consciente un pensamiento irracional por uno racional que lo desplaza del foco de atención.

Emociones: Son reacciones psicofisiológicas surgen como respuesta a una circunstancia a la que nos enfrentamos y representan formas de adaptación. En psicodhamma se considera que las emociones tienen dependencia con la forma en que pensamos y la atención que prestamos, por ejemplo, si he aprendido a no rechazar la lluvia, cuando esta ocurre no experimentare emociones negativas asociadas.

Exposición, técnica de confrontación que consiste en una vez dominado los procesos de visualización e imaginación, enfrentar finalmente el objeto que buscamos evadir, esto funciona porque en los procesos preparativos se ha ido dando una desensibilización ante el objeto.

Facilitador: Se refiere a la persona que puede o no ser psicólogo pero que tiene un conocimiento practico profundo en los fundamentos y métodos del psicodhamma que ha aplicado el método en sí mismo y desarrollado la capacidad de auto gestiono psicoemocional conductual, teniendo por consiguiente un conocimiento que supera a la mera teoría. El facilitador actúa como un agente no interferente que guía, orienta y no juzga el proceso del receptor. Su objetivo es llevar a este último a su total independencia evitando la formación de relaciones codependientes y procesos de larga data.

Gestalt: mejor conocida como psicología de la Gestalt o de la forma, es una corriente de la psicología occidental moderna, surgida en Alemania a principios de 1900. Algunos conceptos de esta corriente como el darse cuenta fueron tomados del budismo zen.

Instancia inmediata: se refiere a tratar las patologías manifiestas en su contexto inmediato a fin de mejorar la calidad de vida del individuo hasta lograr un equilibrio psicoemocional que le permite una vida funcional y la posibilidad de realizar la práctica profunda más adelante.

Instancia profunda: Se refiere a la instancia de aplicación del psicodhamma en términos de ir a la raíz misma de toda manifestación de insatisfactoriedad, para ello se ha de aplicar Sendero de ocho vías (S.O.V), en este modelo no se trata cada patología por separado, sino a la raíz causar de toda la fenomenología patológica. El proceso es más largo, pero es al final el que brinda al sujeto la capacidad de autogestión que hace innecesario continuar con la asistencia del psicoterapeuta.

Mindfulness: es un término angloparlante para decir atención plena, puede tener diversos significados, no es lo mismo el mindfulness desde las corrientes nueva era que desde el budismo o desde las terapias de tercera generación. En el caso de psicodhamma se refiere al desarrollo o proceso de entrenamiento en el desarrollo de la atención plena por medio de satipatanna o anapanasati únicamente.

Modificar, (técnica de intervención de ARCM), consiste en modificar la conducta irracional una vez que se ha logrado una exposición real (confrontación) de forma que pasa a ser, por vía de la práctica, la nueva conducta que reemplaza a la antigua irracional y con ello se ven modificadas también las emociones asociadas.

Objeto: Se refiere a cualquier persona, cosa física o mental a la que se dirige nuestra atención.

Psicoanálisis: es una práctica terapéutica y técnica de investigación, desarrollada por Sigmund Freud y fundada alrededor de 1896. Tiene como objetivo la investigación y el tratamiento de los problemas emocionales estudiando lo inconsciente, que en general es presentado como asuntos reprimidos en la infancia de la persona, se cree que llenado los vacíos de memoria se puede restablecer la salud mental hasta cierto punto ya que para el psicoanálisis no existe cura a la neurosis, solo procesos más o menos inmovilizantes. Hoy en día se considera en retirada en tanto que es una de las propuestas con menos evidencia científica a su favor. El concepto de inconsciente tiene cierta semejanza con el disconsciente del psicodhamma, no obstante, no son similares, en tanto que el disconsciente no está reprimido simplemente pasa inadvertido porque nuestra atención esta puesta en otras cosas y no se requiere de un analista que lo descubra o interprete sino de un proceso de entrenamiento en atención plena e introspección.

Psicodhamma: propuesta de intervención psicológica basada en el buddha dhamma o enseñanza de buddha que consiste en modificar de forma consciente y activa por medio de un entrenamiento tres aspectos: conducta, desarrollo de la atención y sabiduría, entendida esta como la habilidad para saber actuar de forma tal que no se cultive procesos que posteriormente derivan en insatisfacción, mientras se cultivan los que llevan a un estado de bienestar. Tiene similitudes con varias corrientes de la psicología occidental como la Gestalt y la terapia cognitiva conductual, entre otras, sin embargo, sus postulados surgen dentro del buddha dhamma como tal.

Psicoemocional: se refiere a lo relación con lo psicológico y emocional de las perdonas, por ejemplo, cuando decimos que esta psicoemocional mente afectado se está diciendo que su emocionalidad está viéndose afectada por sus estados psicológicos e inversamente.

Receptor: se denomina receptor a la persona que se acerca al psicodhamma con el fin de superar una situación o estado emocional puntual y que busca, además, herramientas para en el futuro disponer de una mejor capacidad de resolución de sus procesos conflictivos.

Reconfiguración cognitiva: restructuración cognitiva.

Reestructuración cognitiva: Es el proceso que ocurre cuando el sujeto puede observar la raíz de lo que causa sus perturbaciones psicoemocionales y conductas inapropiadas e inicia el camino a reemplazarlas por una nueva base, usando para ello la atención plena, el análisis de base, la modificación de los patrones de pensamiento, la modificación de las creencias irracionales y otros.

Repulsión (técnica): consiste en desechar un pensamiento irracional, analizar todos sus inconvenientes.

Restringir, técnica de intervención de ARCM, consiste en conscientemente elegir no realizar la conducta irracional asociada, es posible gracias al previo análisis de base que posibilita actuar contrario al acto compulsivo.

Terapia cognitivo conductual: Las terapias cognitivo-conductuales son orientaciones enfocadas en la vinculación del pensamiento y la conducta, corresponde a una de las corrientes con más evidencia científica a su favor. Tiene inspiración en el estoicismo y ciertos desarrollos como la restructuración cognitiva se comparten con el budismo clásico y el psicodhamma, el uso de las técnicas de meditación es otro punto común.

V.T.C. (técnica visualización, teatralización y confrontación) Teatralización, técnica de confrontación que consiste en actuar ante un público o ante el objeto imaginado los actos que no podemos realizar por causa del efecto de ansiedad, fobia o compulsión, es una escalada con respecto a visualización.

Visualización, técnica de confrontación que consiste en utilizar el método de cultivo de la atención plena en la respiración (meditación anapanasati) para lograr tranquilidad y visualizar en la mente el objeto que nos causa conflicto, hacer esto hasta que el efecto de ansiedad disminuye, lo que sucede gracias a que el neocórtex entiende que es algo imaginado y no real, sobreponiéndose al efecto.

6 Bibliografía

Cancergov, s.f. sufrimiento. Instituto nacional del cáncer. Recuperado de https://www.cancer.gov/espanol/publicaciones/diccionarios/diccionario-cancer/def/sufrimiento

Hernández, O. 12 del 9 de 2022. Sobre anatta, conversación personal.

Valenzuela, M. 2020. Budismo y psicología. Web Psicólogos en línea. Recuperado de https://psicologosenlinea.net/2484-budismo-y-psicologia.html#Critica

Cardenas, Sepulveda (2017), Kisa Gotami; la aceptación de la muerte. Recuperado de https://www.facebook.com/groups/956327911106533/search/?q=kisa%20gotami

Cardenas, Sepulveda (2022), Cuentos de Escararriba; El monstruo devorador de odio, sin publicar.

www.ingramcontent.com/pod-product-compliance
Lightning Source LLC
Chambersburg PA
CBHW052350220526
45465CB00003BA/1036